인생2막

찌릿한 반란

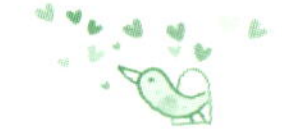

인생2막

찌릿한 반란

지 은 이 | 이계영
펴 낸 이 | 김원중

편   집 | 심현정, 김현정
디 자 인 | 김윤경, 민순홍
마 케 팅 | 이상민, 배병철
제   작 | 허석기
관   리 | 김선경

초판인쇄 | 2010년 2월 11일
초판발행 | 2010년 2월 19일

출판등록 | 제313-2007-000172(2007.08.29)

펴 낸 곳 | (주)상상나무
　　　　　도서출판 상상예찬
주   소 | 서울시 마포구 상수동 324-11
전   화 | (02)325-5191
팩   스 | (02)325-5008
홈페이지 | http://smbooks.com

ISBN 978-89-93484-17-5 03330

값 11,000원

인생2막 찌릿한 반란

이계영 지음

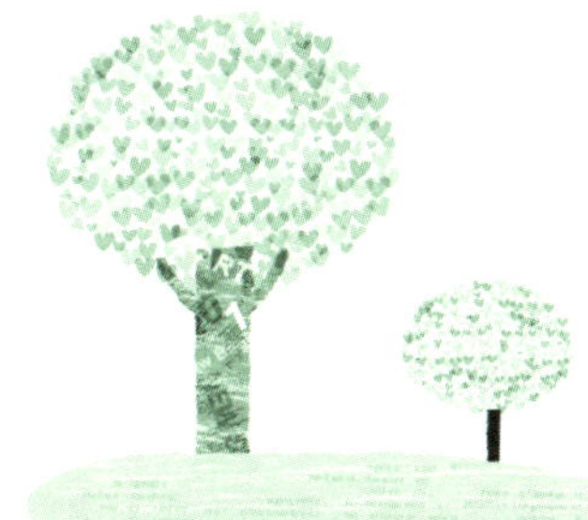

상상나무

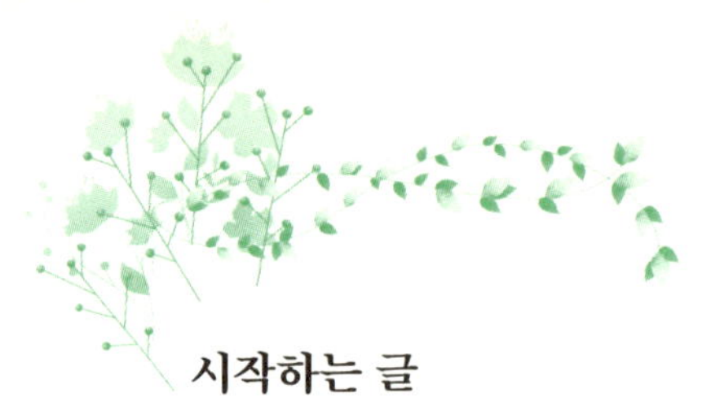

신노인문화 창조를 위하여

임충식 박사의 책, 『성은 늙지 않는다』는 감동이고 충격이었습니다. 세포 하나하나가 다시 살아나 꿈틀거리는 기분이었습니다. 더구나 "적극적이고 능동적인 노년을 꿈꾸는 이들에게 좋은 친구가 되어줄 책이다."라는 환경재단 최열 대표의 추천사는 잠자고 있던 이 생명에 불을 당겼습니다.

"사람 삶의 모든 길은 성性으로 통通한다."는 새로운 진리를 발견했습니다. 생生과 사死 모두가 '거기'에서 비롯됨을 깨달았습니다.

그래서 훌륭한 성性 전문가 분들의 글을 빌려서 힘들고 고단한 삶을 살아가는 이 땅의 외롭고 고독한 사람들에게 좋은 책도 소개하고, 겁 없는 나의 생각과 삶의 속살을 드러내어 씩씩하고 당당한 노년의 삶에 보탬이 되고자 '노인이 행복한 세상을 꿈꾸며' 온몸에 철판 깔고 이 일을 시작했습니다.

늦복 있는 사람이 행복한 사람이라고 합니다. 노인이 행복한 세상은 모든 사람이 다 행복한 세상입니다. 노인은 우리 자신의 '과거'이고, '현재'이고, '미래'이기 때문입니다.

생명력이 번뜩이는 삶의 산뜻한 청량제로서 이 책이 제몫을 다하길 바랍니다. 또한 한 세대의 삶이 확실하게 드러나는 영역을 확보하는 신노인문화 창조의 주역으로 '신노인문화 창조'의 동반자가 될 것을 제안합니다.

‘신노인문화’ 란 은퇴 후의 삶을 새롭게 창조하는 세대로서 노년
의 삶이 확실하게 드러나는 확보된 영역을 말하며 신노인 세대가
추구하는 이상은 다음과 같습니다.

1. 자아실현
2. 내면적인 만족
3. 능동적인 삶
4. 여가선용
5. 폭넓은 교류를 통한 행복
6. 죽음준비에 철저하다

 이런 신노인 세대들의 이상과 감정을 품어내어 한 세대의 삶이
확실하게 드러나는 문화로 정착하기 위해서는 그 문화의 주체자
인 세대가 앞장서서 창조하고 키워가야 합니다.
 우리는 할 수 있습니다.

2010년 1월 새해 해돋이를 보며
이계영

차례 Contents

차
례 Contents

7 부 아름다운 마무리

이제 내가 할 일은 양식 있는 교양인으로서
자신감과 자부심으로 스스로를 성숙시키고
자기 완성의 터전을 굳건하게 닦아
나의 노년의 동지들과
따뜻한 동반자가 되는 것이다.

1부

황혼빛 한나절을 찬란하게

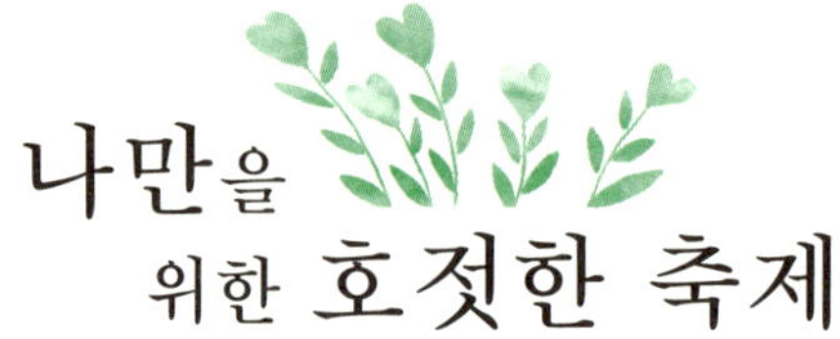

나만을 위한 호젓한 축제

실로 오랜만에 맛보는 자유

2002년 8월, 퇴직하고 그림 공부한다고 사무실 겸 작업실을 차려서 1년 정도 살았다. 주말 내내 시어머니가 집에 있으면 아들 내외가 불편할 것 같아 오피스텔 원룸을 세내어 주말에만 기거한 지 1년이 넘었다.

퇴직 후 아무래도 젊은이와 같이 사니까 덤으로 사는 것 같기도 하고, 며느리 내외도 저희들끼리 자유롭게 사는 것이 나을 것 같아 서로 독립하자고 했다. 그랬더니 "어머니 혼자 못 사신다."고 펄쩍 뛰었다. 대화로는 어려울 것 같아 꽃동네 봉사활동으로 가출 시위를 했다.

그 후 열흘 만에 아들 내외 대 엄마의 협상이 성사돼 22평짜리 원룸을 매입해 늦은 나이에 신접살림을 차렸다. 집에서는 밥그릇 몇 개만 집어오고 가전제품을 비롯해 모든 살림 도구를 새로 구입했다. 부모님과 대가족으로 살아온 터라 날아갈 듯 가벼웠다.

얼마 전 전파를 탔던 〈엄마가 뿔났다〉라는 드라마의 주인공 한 자 여사의 마음과 크게 다르지 않았다. 그러나 편리한 만큼 단조로운 생활은 오래 가지 못했다. 이렇게 저렇게 한 3년 방황을 끝내고 지금 여기 농가주택을 매입해서 2006년 1월에 이사해 살고 있다. 이제는 이곳이 나의 마지막 보금자리라고 생각한다.

노년을 준비하는 마음

살아지는 삶에서 스스로 살아가야 하는 삶으로의 전환은 적잖은 갈등과 방황을 야기했다. 2002년 8월, 40여 년의 교직생활을 마치고 이듬해부터 노년을 준비한다는 미명 아래 부지런히 뛰어다녔다

10월부터 시작해 ① 한국미술 심리치료과정 수료를 시작으로
② 노인복지상담원 전문과정 수료(한국 노인의전화)
③ 노인교육전문가 양성과정 수료(이대평생교육원)
④ 신인문학 시조부문 등단(시조생활사)
⑤ 요가지도자 자격증 취득(국제요가협회)

⑥ 시니어시뮬레이션강사 교육과정 수료(대한은퇴자협회)

⑦ 예절교육강사 교육과정 수료(과천 노인복지회관)

⑧ 노인복지 공익강사 교육과정 수료(동작 노인복지회관)

⑨ 경로당 요가봉사활동(동작구내)

⑩ 종합자원봉사센터 청소년팀 강사활동(과천시내)

⑪ '아름다운 사람은 머문 자리도 아름다운 화장실 문화운동'

참가(화문연)로 바쁜 나날을 보냈다.

2005년 12월로 비공식적인 조직 활동은 끝났지만 퇴직 후 방황으로 적지 않은 경제적 손실을 보았다. 그래도 후회는 없다. 처음부터 완벽한 사람도, 일도 없다. 스스로 책임지고 다음 일의 밑돌로 삼으면 족하다.

노자의 가르침을 따라

직장생활을 마치면 어딘가 조용한 곳에서 여생을 마치려고 하던 참에 중국의 철학자 노자의 가르침에 따라 생면부지인 낯선 곳으로 생활 근거지를 옮겼다.

노자의 가르침

1. 자신이 이룩한 것을 가지려고 애쓰지 말것(生而不有)

2. 자신이 이루어 놓은 일에 기대지 말것(爲而不恃)

3. 성공한 근처에서 살지 말것 (功成而不去)

우연히 느낌이 있어 인터넷 검색 한 번으로 찾은 곳이 지금 살고 있는 집이다. 독립기념관 지을 때 이주마을로, 대지 120평 건물 30여 평에 소나무가 빽빽이 들어찬 동산이 옆에 있어 마음의 의지가 되고 늘 든든하다. 유기농 채소 텃밭과 예쁜 꽃밭을 가꾸며 '비움'의 뜻을 가진 계영당戒盈堂이라는 문패를 내걸고 고요히 살고 있다.

이렇게 낯선 곳에 둥지를 틀게 된 것도 생명을 불어넣는 우주의 어떤 초월적인 기氣에 의한 것으로 믿는다.

착한 마음을 가지면 그 기氣가 돌아서 결국은 자기한테 돌아온다는 인과응보因果應報를 믿기 때문에 언제나 고요하고 평화롭다. 우리 인간이 단순히 육체body와 마음mind만으로 이루어져 있는 것이 아니어서 인간의 생명 또는 존재의 핵심적인 역할을 하는 영혼spirit의 존재를 생각했다.

〈Spirit〉이라는 제목으로 '말'이 주인공이 되어 불가사의한 고난과 역경을 이겨내는, 미국의 국민성을 상징하고 단련하는 만화영화가 있는데 아예 비디오테이프를 사놓고 틈만 있으면 수시로 본다. 보고 나면 속이 뿌듯하고 조용히 강한 힘이 솟는다. 그것이 바로 몸과 마음을 지탱하는 영혼靈魂이라는 것인가 보다.

시골의 정취와 도시 문명을 한곳에

　　　　　　　　　　　　　　　일주일에 5일은 도
시에서, 주말 2일은 시골에서 지내고 싶어하는 이들이 많다. 시대
풍조에 걸맞는 서로를 살리는 삶이다. 내가 살고 있는 이곳은 겨
울은 겨울대로 눈놀이와 벽난로가 좋고, 봄은 유기농채소와 먹을
거리가 지천이다. 여름은 토마토, 오이 등 농약 한 방울 닿지 않은
과일들이 풍성하다. 가을은 새하얀 구절초 꽃 사이사이에 주황색
으로 곱게 물든 꽈리가 운치를 더한다. 감 하나 뚝, 대추 한 바가지
에 알밤 주우러 간다.

　방 셋, 마루, 주방이 모두 숙식이 가능하고, 큼직한 툇마루는 모
기장을 치고 별 보며 자는 한여름 밤 체험에 적격이다. 사랑방에
설치된 컴퓨터는 정보의 단절로는 한 순간도 견딜 수 없는 현대인
들의 소통로이고, 그 옆 노래방 기기는 시골생활 체험에 흥을 더
하는 우리 동네 문화생활의 대표 주자다.

　7살짜리 손자 녀석은 외할머니 댁에 가서 벽난로에 고구마 구워
먹는 것을 크리스마스 선물로 할 테니 어서 가기나 하잔다. 지금
도 툭하면 현장체험 계획서 내고 외할머니한테 가자고 졸라대서

어미가 진땀 흘린다. 이렇게 되면 따로 또 같이, 행복하게 사는 성공 케이스가 아닌가.

손자들한테 인기 있는 조부모는 자식들도 어쩔 수 없다. 자식 이기는 부모 없으니까. 혼자 따로 살지만 아들네, 딸네 식구와 친척들, 친구들 다녀간 이부자리 햇볕 쪼이기에 촌로村老의 한나절이 짧다.

행복한 비명이다. 외롭지 않게 사는 이 할미의 의도적인 기술이고 전략이다. 이번 주말은 서울 나들이로 새로 만든 광화문 광장을 호사스럽게 구경해야겠다.

무공해 먹을거리를 즐기며

우리 집 텃밭을 활용하여 토종닭 몇 마리를 기르고 있다. 그중에 유일한 수컷 '변강쇠'의 우렁찬 울음소리에 눈뜨면 제일 먼저 그 녀석에게로 달려간다. 색기 충천해 변강쇠의 총애를 한몸에 받고 있는 검은 점박이 둘째가 벌써 새벽 해산을 끝내고 내려온다. 따스한 체온으로 녹여내는 고소한 맛은 새벽 첫 입맛 다심으로는 일품이다. 이것이 바로 '계영표' 유정란이다. 손님 대접용으로 잘 쓰고 있다.

제주도행 대한항공 스카이숍에서 '제주 무공해 친환경 축산물

안내'를 본 적이 있다. 10개들이 토종 유정란 한 줄 값이 무려 25,000원! 놀랍다. 더 놀라운 것은 '인공착색제, 성장촉진제, 산란 촉진제 제로인 무항생제 사료'로 키운 것을 자랑한다. 우리 먹을 거리의 현실이 바로 이렇다. 끔찍하다.

마당 한가운데 떡 버티고 서 있는 감나무에서 말갛게 익은 연시 두 개가 감나무 잎새 위에 살포시 내려앉아 있다. 두 번째 새벽 간식거리로는 너무 호사스럽다.

대문 옆 대추나무도 그냥 지나칠 수 없다. 대추 하나가 빨갛게 익기까지는 천둥이, 태풍이, 벼락이 얼마더냐! 그래서 혼이 담긴 표적거리가 되었으리라.

아직도 따스한 체온을 담은 유정란 한 알, 말랑하게 자연 숙성된 연시 두 개, 풋풋한 풋대추 한 움큼. 이보다 더 좋은 아침 '입맛 다심' 거리가 어디 또 있으랴!

스스로 살아갈 수 있는 건강과 생활력만 되면 백세 장수가 어렵지 않을 듯하다.

젊은 날 단련한 행복

지금 이대로 행복하다. 노년의 성, 사랑, 삶을 당당하게 즐기고 향유하면서 황혼빛 한나절을 찬란하게, 그리고 행복하게 살고 있고 이대로 쭉 가련다. 오늘의 이 행복을 누리기 위해 젊은 날 삶의 현장에서 최선을 다하며 정성을 쏟았다. 시어머님께서 먼저 가시고 홀로 계신 시아버님과 같이 10여 년을 살면서 아버님을 위한 별난 생활규칙을 만들어 지키면서 별난 가정문화를 이루고 유별나게 살아왔다. 우리 집만의 독특한 가정문화를 소개하면 다음과 같다.

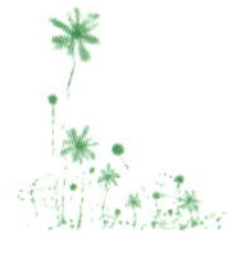

반찬에 번호 붙여 먹기

홀시아버님을 10년 이상 모시면서 우리 집에서 어른 공경을 위해 실천한 한 가지 일이다. 아이 셋과 아버님, 그리고 우리 내외 이렇게 여섯 식구가 사는데 조석으로 식사 때마다 아이들이 문제였다. 먹을 만한 반찬이 상에 오르는 날이면 아이들 셋이 게 눈 감추듯 먹어 치우는 바람에 아버님께 늘 죄송했다.

그러다 궁리 끝에 아버님을 제외하고 다섯 식구가 가족회의를 열었다. 그곳에서 결의된 사항이 식탁에 오르는 반찬에 자기 나름대로 번호를 붙여 차례로 먹는 것이다. 그렇게 함으로써 얻어진 것이 또 하나 있다. 편식을 하지 않고 영양분을 골고루 섭취했기 때문에 청년이 다 된 아이들 모두가 건강하다.

어른 말씀을 잘 들으면 자다가도 떡이 생긴다는 말이 틀리지 않는다. 아이 셋이 차례로 학교 다녀오면 할아버지와 30분씩 놀아드리고, 일주일에 한 번 이상을 할아버지와 함께 자는 규칙을 다른 무엇보다 엄하게 지켰다. 시험 때라고 떼쓰는 막내는 선생 기질을 발휘해서 다스렸다. 그 덕에 학교에 소문이 퍼져 막내가 중학생 때 어버이날 기념 효행상을 받아와 할아버지를 기쁘게 해드렸다.

이런 게 삶의 기본이다. 기본이 튼튼해야 생활이 건강하다. 지금 와서 생각하니 아버님을 위한다는 일들이 결국은 나 자신에게 돌아왔다. 자식들 모두가 홀로 된 이 엄마를 끔찍하게 위하니 모두가 아버님 덕이라 생각하며 감사한다.

버스 안의 보신탕 소동

갑자기 버스 안은 아수라장이 됐다. 차가 급정거 하는 바람에 통로에 섰던 사람들이 앞으로 주르르 밀려갔다. 나도 중심을 잃고 딸려가면서 조심스럽게 들고 있던 비닐 주머니가 바닥에 내동댕이쳐졌다. 보신탕이 들어있던 비닐주머니가 찢어지자 버스 안은 순식간에 난장판이 됐다. 뜨거운 보신탕 국물이 바닥에 흐르고, 건더기는 의자 다리에 여기저기 걸쳐 있고, 비릿한 냄새는 비위 약한 사람들의 속을 뒤집어 놓았다.

버스 안의 모든 사람들은 당황해 어쩔 줄 몰라 하며 허둥

대는 나를 벌레 보듯 경멸하고 있었다.

"웬 젊은 여자가 이런 음식을 차 안에까지 가져와 이 난리를 피우는가?"라는 원망의 소리가 뒤통수를 때렸다.

"죄송합니다. 정말 죄송합니다. 오늘이 복날이고, 아버님께서 보신탕을 좋아하셔서서…."

말끝도 맺지 못하고 엎드려 쥐구멍을 찾고 있는데 뒤에서 아주머니 한 분이 내게로 다가오면서 말했다.

"괜찮아요. 요즘 보기 드문 젊은이군요. 내가 거들어 줄 테니 걱정 말아요."

그 아주머니 덕분에 차 안의 분위기는 금방 부드러워졌고 그 소문이 시내에 퍼져 시민의 날에 모범시민으로 내무부 장관 효행상을 받았다.

지금도 복날이면 버스 안에서의 보신탕 소동을 얘기하면서 별난 엄마라고 아이들한테 놀림을 받아도 행복하다. 아버님이 그립다.

얼마 전 아이들에게서 전화가 왔다.

"엄마! 어제 촬영 끝나고 보신탕 대접을 받았는데 아주 맛있었어요. 이번 일요일에 같이 가서 드세요. 아들, 엄마 닮아 버스 안 보신탕 소동 일으킬까 두렵네요."

부모는 자식의 거울이란 말이 괜히 나왔겠는가. 그 엄마에 그 아들, 가정교육의 첫걸음이다.

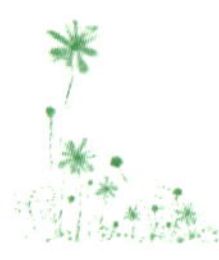

아버님 덕분에 내 주량은 소주 한 병

시어머님을 먼저 보내시고 10여 년을 홀로 사신 아버님께 서는 저녁식사 때 반주로 정종 한 잔씩을 꼭 드셨다.

정종의 참맛은 온도에 달려 있다. 알맞게 따끈함, 그것이 바로 정종의 향기를 극대화시키는 비결이다. 이중으로 된 청자 잔에 8홉 정도 술을 채우고 중탕하는 것이다. 새끼 손 가락으로 자꾸 찍어 맛보아 알맞다 싶어 갖다드리면 "어미 야, 너무 뜨겁구나." 하고 말씀하시면서 상머리로 밀어 놓으 신다.

그렇게 되는 날이면 나는 식사 전에 정종 반 잔 정도를 먹 는 셈이 된다. 몇 번씩 맛보고 너무 뜨거우면 찬술을 부어 더 데우고, 이렇게 몇 년을 하는 동안 내 주량은 점점 늘어 갔다. 할아버지 담뱃대에 불 붙여드리는 손자 녀석이 담배 배우는 것과 같다.

아버님께서 돌아가실 무렵 2~3년은 아예 내 것도 한잔 더 데워 아버님과 함께 대작을 하면서 놀아드렸다. 아버님 가 신 지 10년이 넘었건만 그때 술 배워 지금 내 주량은 소주 한 병 정도는 거뜬하다. 하지만 아이들 앞에선 당당하다.

사람 자잘하게 먹는 것 가지고 말이 많다 하겠지만, 사람 사는 데 먹는 것보다 더 중요한 것도 없는 듯하다. 오랜만에 온 가족이 좋아하는 쇠고기두부전골을 푸짐하게 끓였다.

그 중 반을 딱 갈라 아버님 드리고, 나머지는 아이 셋과 우리 내외 몫이다. 그때마다 남편과 아이들은 엄마는 분수도 모른다고 놀려댄다.

이제 다 커서 어른이 된 아이들의 음식 나눔 방법도 엄마와 다를 바 없다. 분수 모르기는 아이들도 마찬가지다. 분수 모르는 우리 집 나눔의 실천은 어른 섬기는 건강한 가정 문화인 듯해 자랑스럽다.

아버님 돌아가시고 몇 년 뒤 남편이 갑자기 뇌졸중으로 뒤따라 갔다. 혼자 삼 남매 결혼시키고 아들 내외랑 같이 살면서 홀시어머니가 지켜야 할 방침도 만들어 내 스스로 지키려고 노력했다.

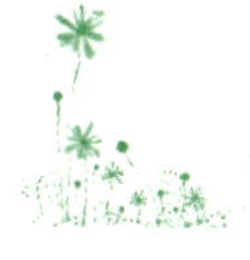

홀시어머니와 함께 사는 내 며느리

내 며느리는 홀시어머니와 같이 살았다. 아들 내외가 원해서 하는 일이다. "왜 같이 살면서 시집살이 시키느냐?"는 억울한 소리 듣지 않으려고 딴 살림 차려주었는데, 1년도 못 살고 다시 들어왔다. 아들이 어렸을 때부터 할아버지, 할머니와 북적대면서 살아 버릇해서 저희끼리 사는 게 소꿉장난 같단다.

제 남편 의사를 존중하는 며느리 마음이 대견하다. 체구는 작지만 속이 깊고, 지혜롭고, 상냥하고, 마음이 곱다. 다

른 사람이 불편해 하는 일은 두 번 다시 되풀이 하지 않는
다. 성격이나 자존심이 보통이 넘고 전국으로 강의를 하러
다니는 아주 벅찬 교장 시어머니와 같이 사느라고 애쓴다.
순간적으로 일어나는 불같은 성격을 잘 파악해 안정시켜
주는 속 깊음에 애정을 느낀다. 그리고 고맙다.

나 자신도 다른 사람으로 해서 불편한 것을 원치 않듯이
며느리의 그 마음도 존중하고 배려하려고 노력한다. 며느
리 내외는 2층에 살고 나는 아래층에 산다. 며느리 남편인
내 아들이 퇴근해 올 때도 절대로 내가 문을 열어주지 않는
다. 이층에 있는 며느리를 불러서 열어주게 한다. 시어머니
아들은 어제의 일이고, 오늘은 며느리의 남편이기 때문이
다. 출근하는 아들을 배웅할 때도 나는 항상 며느리 뒤에 서
든지 아예 나가보지 않든지 한다. 며느리의 남편이기 때문
이다.

집안 살림을 해주는 도우미 아주머니가 일주일에 세 번
오는데, 그분 월급은 내가 준다. 손자를 봐주는 아주머니는
매일 오는데 그분 월급은 며느리가 준다. 시어머니는 시어
머니대로, 며느리는 며느리대로의 생활을 존중하면서 방해
하지도 방해받지도 않으려고 서로 노력한다.

내가 직장을 그만둘 때까지 생활비는 내가 댄다. 며느리
가 얼마씩 내놓겠다고 하는데 저축하라고 했다. 그 대신 내

가 정년 퇴직을 하면 그들이 공짜로 산 만큼 나도 공짜로 살고, 그 다음부터 생활비 얼마씩을 내놓을 것이다. 내가 며느리와 함께 시어머님 혼을 이어 가려고 노력하듯이 내 며느리도 훗날 그러하리라 믿는다.

그래서인지는 몰라도 우리 집엔 유치한 고부간의 갈등 같은 건 없다. 나와 며느리 관계는 분명하게 부모와 자식 관계이다. 우리 사이에 갈등이 있다면 그것은 순전히 부모인 내 책임으로, 위계질서를 제대로 유지 못한 탓이다.

자식 하나 제대로 다스리지 못하고 갈등을 빚어내는 어른은 부모 자격이 없다. 각자가 제자리에서 본분을 지키면 행복한 가정이 된다.

삶의 '깃발' 이고 싶다

그 아니꼬운 전철 무임승차권을 2008년 12월부터 받았으니 법으로 정한 분명한 '노인'이다. 이렇게 삐딱하는 심술도 고쳐야 한다. 아마도 한이 많은 시대의 산물인 듯하다.

그런데 내 남자친구인 어르신은 그런 내가 여고생 같단다. 허벅지는 탱탱하고, 신비의 샘은 넘치고, 감수성은 소녀 같고, 또한 맵

시도 곱단다. 당신 눈이 안경인 듯하다.

그게 모두 젊은 날 '피할 수 없으면 즐기라' 는 절대 긍정의 마음 쓰임의 선한 전략이 이제 와 노년의 삶을 이렇게 윤기나고 기름지게 하는 자양분이 된 것 같다. 고마운 일이다.

내 등 뒤에서 그림자 보고 따라오는 젊은이들에게 '희망의 깃발' 이고 싶다.

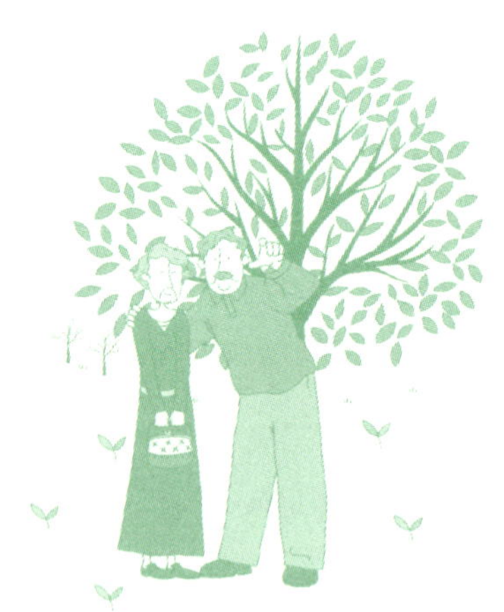

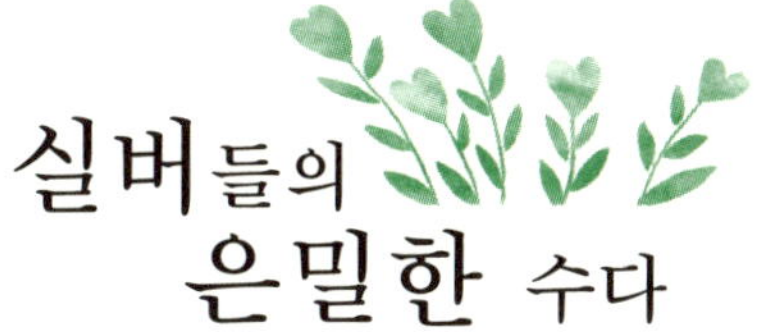

50대 과부는 정말로 복 받은 사람인가?

50대 과부는 정말 복 받은 사람이라는 말이 있다. 50세 정도 됐으면 의식주는 그다지 걱정할 것 없고, 자식 교육도 마무리 단계이고 보면 그야말로 무거운 짐 벗고 옛날 얘기 해가며 삶을 음미하면서 여유롭게 살 때다. 아마도 이런 이유로 50대 과부가 복 받은 사람이라는 말이 나왔을 것이다.

그러나 사실은 꼭 그렇지만도 않다. 함께 이야기하고 의논하고 지켜봐 줄 말동무도 필요하고, 숨소리 들려주고 눈감고 더듬어도 항상 그 자리에 있어줄 영혼의 동반자가 필요하다. 또 누구의 누구라는 인간 관계의 원초적 소속감이 없음은 끈 떨어진 두레박 같아 늘 허전하고 외롭다.

이렇게 속사정만 힘들고 어려운 것이 아니다. 사회생활에서의 행동거지가 불편한 것은 말할 것도 없다. 적극적 참여도 소극적 참여도 모두 불편하다. 인간관계도 처신이 힘들다. 이렇게 해도 속 보이는 것 같고, 저렇게 해도 속마음 무거운 것은 마찬가지다. 그렇기 때문에 생각과 생활이 위축되고 자신감이 줄어든다.

이런데도 50대 과부는 정말 복 받은 사람일까? "그딴 것 무시해 버려." 나에게 이 말 한마디 속 시원하게 해 줄 사람이 있었으면 좋겠다. 억울한 일 당했을 때 속 풀어주고 새로운 일에 도전할 수 있게 하는 것은 말 한마디로도 충분하다.

50대 과부가 복 받은 사람이라고 한다면 배부른 사람이 굶주림의 고통을 모르는 것과 같다. 그래도 나에게 위로가 되고 방황의 버팀목이 될 수 있었던 것은 정신적인 에너지를 필요로 하는 교직에 종사하고 있음이다. 내일의 가능성을 향한 무한한 창조력과 영감이 요구되는 교육이야말로 외로움을 못 참으면 타락하고 만다는 경고를 이겨내는 데 큰 힘이 됐음을 감사한다.

이제 내가 할 수 있는 일은 이것뿐임의 절박함이 아니고 양식 있는 교양인으로서 자신감과 자부심으로 스스로를 성숙시키고 자기 완성의 터전을 굳건하게 닦아 나의 노년의 동지들과 따뜻한 동반자가 되는 것이다.

독신의 외로움을 달래주는 실버연애

독신 노년의 외로운 빈 둥지 대안은 황혼재혼, 황혼동거, 실버연애 등 여러 가지 방법이 있지만 모두가 현실적으로 쉬운 문제는 아니다.

황혼재혼은 재산분배 문제, 자녀들과의 관계문제, 재혼 후 생활경제 문제 등을 양측이 감안한다면 제일 안전한 대안이다.

황혼동거는 피차간 사생활을 구속하지 않고 떨어져 지내면서 노년기의 신선감을 유지하는 것이다. 보통 고학력, 고수입 노인들이 선호하고 있으며 특히 경제적 부담을 느끼지 않아 자녀들이 좋아한다고 한다. 그러나 문제는 동거가 '사회적 규범으로부터의 일탈'로 여겨지며 남녀 모두 법적인 보호를 받지 못한다는 것이다.

그렇다면 싱글 실버연애는 어떠한가?

대한민국 나라말 사전을 보면 연애를 "남녀 사이에 서로 애틋하게 그리워하고 사랑함."이라고 정의하고 있다. 매력적인 말이다. 또 이런 표현도 있다. "연애는 일종의 예술이다. 창조의 기쁨이 항상 거기에서 움직이고, 생명이 거기에서 꽃피며 영적인 것이 거기에서 샘솟는다."

한 번 결혼해서 수십 년간 살아봤으면 됐지, 여자에게 결혼은 무거운 짐이고 헤어날 수 없는 굴레이다. 아이 낳아 키우고, 시집살이 하고, 거기다 직장생활까지 해야 하는 맞벌이 부부 노릇은 가히 형벌에 가까운 인내를 감수해야 한다.

독신 노년의 빈 마음자리 대안으로는 실버연애가 제격인 듯하다. 문화생활의 동행자가 되어 말벗, 길벗이 되어주는 것만으로도 족하다.

문화생활의 경비는 반반 부담을 주장하는데 내 남자친구인 '짝꿍 어르신' 께서 '남자'이기를 고집하셔서 그대로 따르고 있다. 둘 중 어느 한쪽이 건강상 이유로 동행이 불가피할 때까지는 이렇게 설레는 마음으로 연애 동행을 하다가 각자 돌아갈 곳으로 가면 된다.

연애는 말 그대로 연애일 뿐이다. 시작은 있지만 끝이 없고, 책임질 것도 없다. 추억만 남기면 된다. 아름답게 간직해도 되고, 성가시면 지워도 된다.

영원한 미완성의 완성이 연애다. 남편과도 연애로 시작해서 함께 살다 그가 먼저 갔다. 살지 말고 연애로만 끝낼 걸 후회할 때도 있다.

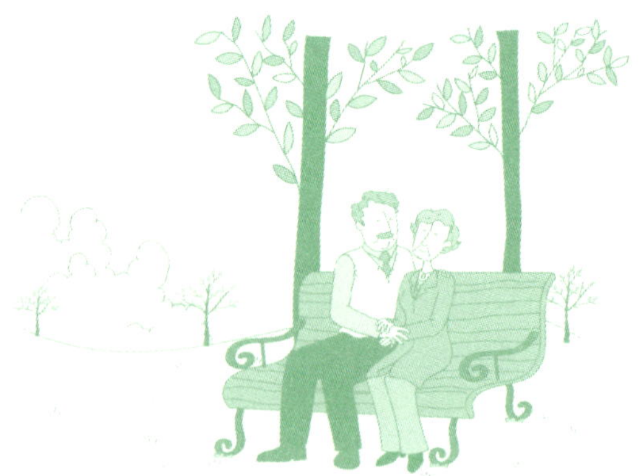

연애하는 부부가 멋지다

우리나라 부부들의 잠자리에 관한 이런 우스갯소리가 있다.

20대 부부 - 포개져서 잔다.
30대 부부 - 마주 보고 잔다.
40대 부부 - 천장 보고 잔다.
50대 부부 - 등 돌리고 잔다.
60대 부부 - 다른 방에서 잔다.
70대 부부 - 어디서 자는지도 모른다.

20대 부부에 대해선 공감하는데, 30대와 40대 부부는 틀린 얘기 같다. 한창 아이 낳아서 키울 때라 마주 볼 새도, 천장 볼 새도 없다. 어떻게 잤는지도 모른다. 자다가도 몇 번씩 일어나 아기를 돌봐야 하는 게 우리나라 30~40대 여인들의 고달픈 삶이다.

50대는 서로 등이라도 대고 잘 수 있으면 복 있는 사람이다. 능력 있어 연하의 남자와 결혼했다는 어떤 여자는 하루아침에 50대 과부가 됐다. '50대 과부는 복 받은 사람' 이라고 말한 사람이 갖춘 사람이면 싹수가 없을 테고, 못 갖춘 사람이면 억하심정의 슬픈 자기 독백이지 싶다.

부부연애! 마음 하나 바꾸면 된다. 서로가 이성 파트너로 바꿔놓고 연애하듯 사랑한다. 서로를 최대한 연인으로 대우한다. 없어 허기지고, 넘겨다 보는 딱한 사람들이 애처로운 눈으로 보고 있음도 인식한다. 평생 익숙해진 대로 편하게만 살지 말고 저질러 본다. 내질러도 본다. 익숙한 것에서 결별하고 뛰쳐나가 보기도 한다. 서로를 위해 다 털어 써본다. 연애하면 예뻐지고 젊어진다.

돈 잘 쓰는 사람은 남편이라도 멋있고 매력적이다. 때로 속주머니 털어내는 은근함을 확실하게 보여줘 남편의 사랑을 묶어 두는 뜨거운 맛도 보여준다. 이 나이에 굶어 죽기야 하겠는가? 젊었을 때 못 했던 것, 호기롭게 저질러 본다. 내 인생 누가 대신 살아 주겠는가?

등 돌리고 자는 50대여! 뒤로 돌아 마주 본다. 이제는 둘만 서로 보고 둘만 위해 살아본다.

엄마의 잔소리가 지옥이라는 목사님 설교를 들은 적이 있는가? 자식한테 헌신한 부모가 헌신짝 된다는 신문 기사를 보았는가? 자식은 키우는 게 아니고 자신이 스스로 커가는 생물의 한 종임을 명심한다.

청소년 성 전도사 구성애 여사도 "부부간의 고난을 극복하고 부부연애를 하면서 행복하게 살고 있다."고 모 텔레비전 프로그램에서 말했다. 우리 노년 부부도 지금 당장 연애를 시작해 보자.

부부가 다른 방 쓰는 60~70대여! 방 하나 빼서 세 주고 문화생활에 보태어 행복한 노년을 살자. 가슴 뛰는 연애를 지금부터라도

해 보자. 그 좋아하는 드라마 흉내라도 내본다. 자주 하다 보면 자기 것이 된다. 그것이 바로 문화다.

노년의 성을 공부하다

　　　　　　　　　　　　"지붕 위에 흰 눈이 쌓여도 집 안의 난로는 계속 탄다." 젊었을 때 무심코 접한 이 문구 하나가 '노년의 성'을 긍정적으로 이해하고 적극적으로 수용하는 계기가 되었다.

책 하나를 사려면 차를 가지고 멀리 시내로 나가야 하는 불편함 때문에 때때로 신간이 나오면 짝꿍 어른신께서 책을 사서 우편으로 보내 주신다.

그중에 임충식 박사의 『성은 늙지 않는다』라는 두툼한 책이 섞여 있었다. 그 어른에겐 대 반란이고 변혁이다. 거기에 더해 최열 환경재단 대표의 "적극적이고 능동적인 노년을 꿈꾸는 이들에게 좋은 친구가 되어 줄 책이다."라는 추천사는 꼭 나한테 하는 소리 같았다.

책을 읽는데 흥분되고 가슴이 울렁거렸다. 단숨에 빨려 들어갔다. 임 박사 같은 학자는 우리 노년들에게 참으로 고마운 분이다. 우리 곁에 그런 분이 있음이 축복이다.

한번 불붙기 시작한 '노년의 성'에 대한 호기심 덕분에 도서관과 서점을 뒤지기 시작했다. 홍성묵 박사의 『아름다운 사랑과 성』, 노명래 님의 『인간과 성 심리』 등을 읽으며 '노년의 성'에 대해 짧은 기간에 전문가가 된 듯 커버렸다.

인간의 성행위의 세 가지 목적이 번식, 쾌락, 커뮤니케이션이라면 우리 노년은 이미 번식은 졸업했으니 나머지 두 가지 목적을 위하여 분투, 전진하는 것만 남았다. 남녀를 불문하고 성기는 사용하지 않으면 그 기능이 쇠퇴해진다.

지금까지 살아오면서 성에 대해 체계적인 교육을 받아 본 적이 없다. '크면 다 아는' 극히 상식적인 것 이외엔 과학적이고 의학적이고 특히 삶의 질을 논하는 감성적인 부분은 더 청맹靑盲과니(눈 뜬 장님)다.

그래서 늦게나마 공부도 하고, 그것을 노년의 동지들과 나누기로 결심했다. 최소한 임 박사와 최 대표, 그리고 내 짝꿍 어르신은 내 편에 서게 될 터이니 든든하다.

그 다음부터는 인터넷 도사인 짝꿍 어르신께서 '건강과 섹스'에 대한 자료들을 내게 보내주기 시작했다. 그러다 보니 현실적으로 근심 덩어리인 '노인문제'에까지 이르렀다.

2002년 8월에 퇴직한 후 한 달에 두 권씩 책 읽고, 극장에 두 번 가고, 가벼운 1박 여행 정도의 문화생활 계획을 세워놓고 짭짤하게 노년 입문기를 보내던 때였다. 2005년 '6월의 필독서'라고 쓰인 자그마한 책 한 권이 책꽂이에서 나를 기다리고 있었다. 사회

생물학자 최재천 교수의 『당신의 인생을 이모작하라』라는 책을 천천히 읽으면서 정신이 번쩍 들었다.여기저기서 '노인문제' 니 '고령화 사회' 니 하는 말을 들을 때마다 무슨 죄나 지은 것 같이 기가 죽고 주눅 들어 왔는데, 최 교수의 노인문제 해결대안은 어깨에 얹은 무거운 짐을 덜어내기에 충분했다. 고령화 정책을 입안하는 담당자들한테 권하고 싶은 좋은 책이다.

노인문제 해결은 우리 노년의 삶에 직 · 간접으로 커다란 영향을 주기 때문에 중요한 사항이다.

성의 정년은 있는가?

97세의 미국 작곡가 유비 블레이크에게 누군가 물었다.

"몇 살쯤 되니 성욕이 사라지던가요?"

그러자 블레이크가 대답했다.

"나보다 더 나이 든 사람에게 물어봐야 될 것 같네."

서울고등법원의 '69세까지 성관계 판결' 은 현실을 잘못 파악하고 있는 시대착오적인 판결이다. 성생활에서 나이 제한은 없다. 죽을 때까지다.

노년의 성, 정년은 없다.

당당한 노년의 성 가이드가 되리

"누가 해도 해야 하는 일이라면 내가 한다."는 것이 어렸을 때부터 길들여진 생활 습관이다. 노년의 성 가이드, 아무나 못 한다. 얼굴에 철판 깔아야 하고 심장에 맷돌 달아야 한다.

내일모레면 나도 70세가 된다. 공자님 말씀이 생각난다.

"나이 70에는 마음대로 해도 법도에 어긋나지 않더라(不踰矩)."

옛날부터 내숭 떨며 '그것' 또는 '거시기'라고 칭하면서 점잖지 못한 것으로 업신여기던 성이 노년기 건강의 바로미터(barometer:척도)로 떠올라 아침에 서지 않는 사람에겐 돈도 빌려주지 말라는 말이 생겨났다.

세상 참 많이 변했다. 변하는 세상에 맞춰가는 것도 뒤떨어진 삶이다. 변화의 앞에 선 사람만이 떨어진 콩고물 하나라도 얻어걸릴 수 있다.

60~70대 우리 세대는 성에 대해 문외한門外漢이고, 눈 뜨고도 못 보는 청맹靑盲과니가 많다. '샘'만 있는 줄 아는 성 문외한에게 통째로 맡기고 씨만 받아 그걸 헌신적으로 키워 놓고 헌신짝으로 버려지는 험난한 시대에 우리는 살아왔다.

폐경 이후 신체적 변화에 적응하지 못해 남편들을 외롭게 또는 방황하게 하고, 본인도 외톨이가 되어 삶의 사각지대에서 노화와 죽음을 자초하고 있는 많은 여성들을 위해 내가 할 수 있는 일을 찾아가고 있는 중이다.

병은 소문내야 한다는 걸 알면서도, 전문가와 상담하면 간단하게 치료해 해결할 수 있는 일을 왜 그렇게 쉬쉬하고 뒤에서 쑥덕대는지 모르겠다.

성은 신비롭고 즐거운 자극을 주는 생활능력의 원천이다. 이런 성을 교양 있고 품위 있게 드러내서 이 시대를 사는 모든 사람들에게 신바람나게 하고 싶다.

나를 이해해주는 고마운 아이들

"**엄마**, 보기 좋아요. 그렇게 사셔요. 씩씩하고 예쁘게 사시는 모습 아름다워요. 하시고 싶은 대로 다 하시며 사세요. 언제 두 분 식사 대접할 테니 시간 좀 내주세요."

삼 남매 중 유일하게 내 곁에 남아있는 늦둥이 막내딸의 사랑스런 당부다.

딸 아들 남매 낳고 위하수증 치료 목적으로 아버님께서 한약 한 재 지어 주셔서 낳은, 부모님께 요긴한 잔심부름꾼 귀염둥이다. 아들만 내리 셋을 낳아 출산장려에도 한몫 하는 착한 국민이기도 하다.

직장 일로 3년째 태국 치앙마이를 거처 지금은 호주 시드니에 사는 아들네 가족은 내년쯤 다른 데로 옮기면 엄마 때문에 들어온다고 하는 것을 전혀 그럴 필요 없다고 했다. 어차피 나이 50넘으면 제 자리 지키기가 어려운 때에 젊은 시절 이리저리 끌려 다니다 빈껍데기로 나앉지 말고 무엇인가 새로운 일을 할 수 있을 때 자기만의 일을 시작해 보는 게 어떠냐는 제안을 했다.

엊그제는 친구들과 한잔했다고 아들이 거나한 목소리로 전화를 걸었다.

"엄마! 엄마라는 말이 너무 좋아요. 엄마! 조금만 기다려 주세요. 저희가 편하게 모실게요. 엄마 사랑해요."

"고맙다. 엄마는 이대로 충분히 편안하고 행복하단다. 내 걱정 말고 너희나 건강하고 즐겁게 살아라."

"맞아! 엄마는 늘 연애하는 맘으로 즐겁게 사시죠? 그래서 마음이 놓여요. 고마워요 엄마, 진영이(며느리)는 엄마가 늘 부럽대요. 자기도 나이 들면 엄마처럼 살고 싶대요."

'나는 절대로 엄마처럼은 살지 않는다' 라는 피 맺힌 소리 듣지 않는 것만도 절반의 성공은 되는 것 아닐까?

여권 재발급용 사진을 급하게 찍어 보냈더니 엄마가 너무 늙어 보여서 눈이 붓도록 울었다는 큰 딸은 "예쁘게 낳아 주서서 고마워요." 라는 말 한마디로 족하다. 이 엄마의 노년의 삶을 이해하고 지지해 주는 그 녀석들의 넉넉한 마음 씀씀이가 대견하고 고맙다.

　너희는 내게 존재하는 것만으로도 힘이고 희망이다. 사랑한다, 애들아.

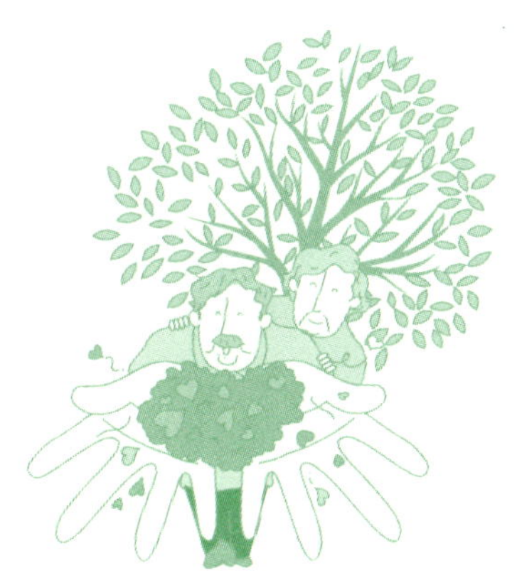

모진 세월 잘 이겨내고 『신비의 샘』으로
다시 돌아왔다. 번식에는 이미 쓸모가
없는 샘물은 인생의 이모작에서
한 인간의 생명력을 품어내는 영원한
『신비의 샘』으로 다시 살아났다.

2부

사랑은 여전히 유효하다

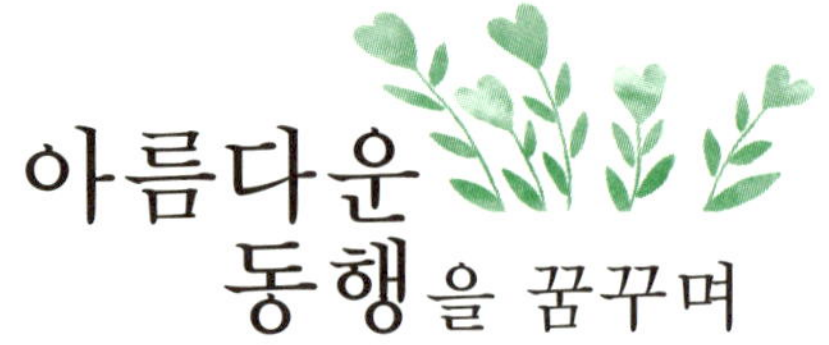

동병상련의 인연으로 만나다

노년기 제일 큰 고
통은 배우자 상실이다. 배우자를 잃은 슬픔은 인간이 경험할 수
있는 가장 큰 스트레스이고 충격으로 남는다. 배우자 사별은 위험
으로부터 보호해 주는 신뢰하는 자, 가치를 인정해 주는 자, 삶의
동반자이자 경제적 지원자, 문화생활의 파트너를 잃는 것이다.

배우자 사별로 인한 심각한 문제 가운데 하나가 공인된 성 파트
너가 없어진다는 것이다. 성 파트너가 없어짐으로 해서 성생활이
중단되고 성적인 욕구를 해소할 수 있는 길이 차단된다. 성적인
활동이 부족하면 그만큼 노화가 빨리 진행되고, 자신이 살아있는
느낌을 상실하게 된다.

7~8살의 나이 차를 극복하며 서로 이해하고 노년의 문화생활 동행자로 만난 짝꿍 어르신과 나는 늘 처음처럼 새롭게, 조금씩 함께 가고 있다. 서로 배우자를 상실한 동병상련同病相憐의 아픔이 우리를 더 가깝게 만든 것이다.

노년의 연애라는 상큼한 이야기를 조심스럽게 엮어가며 신노인 문화를 창조해 가는 중이다.

혼자보다는 둘이 더 좋아

동행! 길동무, 말동무로 시작해서 생각을 공유하고 문화생활을 함께 할 수 있는 동반자가 필요하다.

사실 독신의 삶에서 제일 아쉬운 것은 문화생활의 동행이다. 외식을 품위있게 한다든지, 영화나 공연을 함께 즐긴다든지, 여행을 한다든지 할 때는 반드시 동행자가 필요한 법인데, 동성 친구도 좋지만 이왕이면 은밀한 이성 파트너가 더 즐겁고 좋다.

혼자 하는 것보다 둘이 함께 할 때, 정보 공급이나 활용이 다양하고 용이하다. 둘이 짝지어 다니며 다양한 문화체험을 하는 것은 삶을 풍요롭게 하고 안정시킨다.

지금 우리는 노인을 위한 여러 가지 많은 혜택 속에서 살고 있다. 교통비, 관람료 등의 혜택을 마음껏 활용하고 누려야 한다. 왜냐하면 그 모든 것이 우리의 피땀 어린 노력으로 이루어진 것이기 때문이다. 마음껏 누려서 노년세대만의 문화를 형성해 장수가 축복인 '신노인문화 창조'의 주역이 되어 후손들 앞에 당당하게 서고 정신적 문화유산으로 물려줘야 한다.

부부끼리, 연인끼리 예쁘게 떨쳐입고 나가 누리고 즐겨서 건강한 노년문화 창출로 멋있게 살아보자.

문화는 그 문화의 주체가 중심이 되어 아우성치며 참여하고, 조용히 내면화하여 키우고 길들여야 한다.

짝꿍 어른신과 함께 한 문화생활

콘서트에서 처음으로 손을 잡다

가까운 문화회관에서 우리나라 유명한 소리꾼《장사익 콘서트》가 있었다. 문화생활을 혼자 즐기는 습관이 오래 되어 표 한 장을 예매하려고 전화기를 드는 순간 문득 짝꿍 어르신 생각이 났다. 전화를 걸어 같이 가자고 했더니 단번에 "오케이!"라고 말해주셨다.

그 연세에, 의외라는 생각이 들었지만 오랜만에 멋있는

노신사분과 함께 음악회에 간다는 것이 무척 설레었다.

공연 당일 날 어르신께서 먼저 와 기다리고 계셨다. 만나자마자 하얀 봉투에 두 사람 분 관람료를 주셨다. 70대 중반에 든 노인 어르신이 부담하기엔 큰 액수였다.

공연 중 왼쪽으로는 여자 스님 세 분이 나란히 자리하고, 그 오른쪽에 둘이 앉았는데 그냥 있기 어색해 옆에 놓인 손을 슬그머니 잡았다. 움찔하는 모양이 놀란 듯 했다. 여자 손을 그렇게 오랫동안 잡아본 것은 처음이라면서 상기된 모습으로 돌아서는 모습에서 볕 좋은 가을날 오후의 파아란 하늘을 보았다.

문화생활의 첫 동행이다.

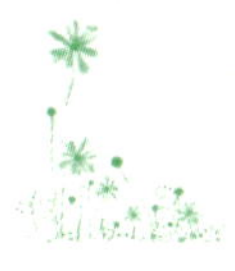

오페라 《나비부인》을 보며 눈물짓다

자모코 푸치니의 오페라 《나비부인Madame Butterfly》은 스스로의 환상에 갇힌 슬픈 사랑을 노래하고 있다. 돌아오지 않는, 아니 돌아올 수 없는 사랑하는 사람을 기다려보지 않은 사람은 이해할 수 없다. 짧은 사랑, 긴 기다림…. 결국은 절망을 예측하면서도 희망을 놓을 수 없는, 사랑 앞에 무너져 버리는 주인공 쵸쵸상이 애절하게 부르는 그 유명한 아리아 '어떤 개인 날'. 대책 없이 쏟아지는 눈물도 눈물이지만, 옆 사람에게 폐가 될 정도의 흐느낌은 더 이상 참을 수가 없었다. 옆에 앉은 짝꿍 어른신께서 손수건을 건네며 손을 잡아 주었지만 소용이 없었다. 오랜만에 가슴속에 꽉 차 있던 어떤 앙금 같은 것이 말끔하게 씻겨 내려간 듯해 마음이 후련했다.

공연이 끝나고 세종문화회관 옆에 있는 찻집으로 들어갔던 우리는 말없이 멍하니 앉아 있었다. 한참 후에 어르신께서 먼저 침묵을 깨셨다.

"그렇게 그리워? 그런 속으로 혼자 사느라고 애썼구먼. 이제는 내가 옆에 있어 줄 테니 그만 울어. 알았지?"

"죄송해요. 참을 수가 없었어요. 손수건은 빨아서 다음에 드릴께요."

"됐네, 이 사람아. 내가 천사를 좋아하는 것은 그 예쁜 마음 때문이야. 남편 되는 분은 참으로 행복한 사람이구먼."

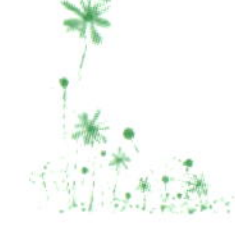

스트레스가 확 풀리는 뮤지컬 영화 《맘마미아》

엄마는 하나, 아빠는 셋. 완벽한 결혼식을 위한 진짜 아빠 찾기 프로젝트! 그리스의 아름다운 작은 섬에서 모텔을 운영하는 어머니와 친구들, 그리고 결혼을 앞둔 딸이 환상적인 바닷가를 중심으로 그룹 아바ABBA의 노래와 함께 펼쳐지는 뮤직컬 영화 《맘마미아》!

백년 쌓인 스트레스가 단번에 화악~풀리는 듯하다. 그래

서 문화 향유는 최고급 영양 섭취이며 신노인문화 창조의
원천이다.

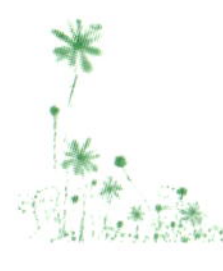

감성에 불을 당긴 만해축전

입추와 말복이 앞뒤로 나란히 선 계절의 한가운데. 강원
도 백담사 만해마을 '님의 침묵' 광장에서 개최되는《만해
축전》에 함께 갔다

내 삶의 문화생활에 봄바람이 불었다. 어르신께선 전화로
숙소를 예약하고 가는 길을 미리 알아 완벽하게 가이드 노
릇을 하셨다.

축전에는 우리나라 유명한 시인은 다 모였다. 고은 님 의
자작시『죽은 시인들과의 시간』 낭송은 힘차고도 우렁찼
다. 그 외 신달자 님의『등잔』, 김남조 님의『광복, 그 어른
께』, 모두가 주옥 같은 작품이고 어르신들이시다. 소리꾼
장사익도 함께 했다. 더 흥이 나고 분위기가 살아났다.

둘이는 막걸리와 감자전을 앞에 놓고 한껏 낭만에 취해
있었다. 문화생활의 현장에서 그것을 향유하기 위해서는
반드시 뜻이 통하는 동행자가 함께 하면 좋다. 행사장을 소
리 없이 적시는 부슬비는 여행객의 감성을 자극했다

"아, 불을 당기면 불이 켜지는 아직은 여자인 그 몸…."

신달자 님의 『등잔』의 마지막 부분은 잠자고 있던 싱글의 감성에 불을 당겼다.

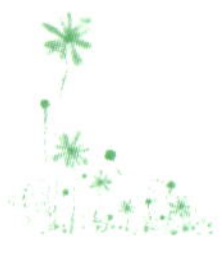

5km 마라톤을 거뜬히 완주하고

공무원 연금공단에서 운영하는 마라톤 대회에 둘이서 참가했다. 하프코스 21.0975km, 미니코스 10km, 건강코스 5km.

처음엔 미니코스를 신청하려다 접수받는 직원이 참가자의 나이를 보더니 건강코스가 좋겠다고 권해 그렇게 결정했다.

산뜻한 차림으로 내 차를 타고 대회장까지 갔다. 주차요원들의 일사불란한 안내에 오랜만에 보호 받는다는 안도감이 들며 가슴이 찡했다.

미리 받은 번호표를 가슴에 달고 준비운동이 막 시작되는 대운동장으로 갔다. 형형색색의 현수막과 애드벌룬이 하늘을 수놓고, 대형 스피커에서 흘러 나오는 힘차고 경쾌한 음악에 저절로 어깨가 들썩였다.

운동으로 다져진, 보기에도 날렵한 아가씨의 추임새에 맞추어 준비운동을 마치고 안전사고 대비 주의사항을 들으며 하프, 미니, 건강코스 차례로 출발했다.

주최 측에선 참가자가 4천 명이 넘는다고 했는데 그보다 더 많아 보였다. TV 화면으로만 보던 마라톤에 난생 처음 참가한 감회는 한마디로 짱~~이다.

길가에서 자원봉사 학생이 건네주는 물병을 멋지게 받아 들고 정해진 시간 안에 완주했다. 메달을 받아들고 김치 한 가닥 곁들여 잔치국수 한 그릇을 서서 뚝딱하고는 둘이 서로 마주 보며 활짝 웃었다.

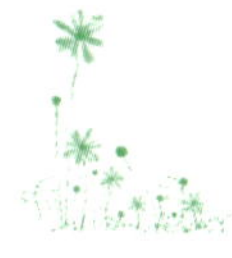

8km 해변 마라톤에 도전하다

대전방송에서 슬쩍 지나치는 정보를 놓치지 않고 제목을 기억했다가 인터넷에서 확인했다. 태안 기름유출 사건 때 애쓴 군민을 위로하고 청정바다를 널리 알리기 위해 에코원 선양이 주최하는 태안 청포대 해변 8km 맨발달리기 마라톤 대회가 열릴 예정인데, 오늘 자정까지 참가 신청 마감이란다.

급히 전화를 했다. 어르신께 인터넷에서 보시고 참가의사가 있으면 같이 신청하시라고 했다. 자정이 다 돼서야 늦게 들어와 참가 신청 마쳤으니 편히 자라는 문자가 떴다.

우리는 문화생활에 있어 환상의 짝꿍이다. 둘이 호흡이 척척 맞는다.

마라톤 대회가 열리는 날, 기차로 홍성까지 가고 그곳에서 태안까지 택시를 타고 청포대 해수욕장에 다다르니 시원한

바다가 눈앞에 펼쳐졌다. 생각보다 훨씬 많은 3만여 명의 사람들이 마치 축제라도 열린 듯 들떠 있었다. 집에서부터 반바지와 운동복 차림으로 갔기 때문에 운동화만 벗어 배낭에 넣고 헬리콥터가 떠 있는 기점을 출발점으로 5, 4, 3, 2, 1에 맞춰 출발했다.

바닷물이 찰랑이는 모래밭을 맨발로 걷는 촉감은 감미로웠다. 머리가 허연 어르신과 손을 잡고 걷는 모습이 보기 좋았던지 여러 번에 걸쳐 TV 카메라 사진을 찍겠다고 했다.

나이 들어 아름답기는 힘든 사회라는데 우리의 노년이 아름답게 보이나 보다. 고마운 일이다.

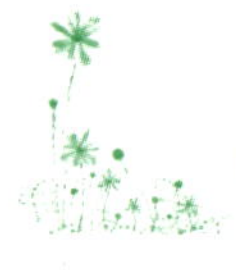

마라톤 완주 기념 메달 3개

우리나라는 지금 지역축제의 르네상스라 해도 과언이 아니다. 문화활동은 더 말할 나위 없고 즐기면서 체력을 단련할 수 있는 행사가 너무도 많다. 문제는 그것에 관심이 없고 정보 활용에 소극적인 것이 문제다.

우리 노년들의 젊은 시절 생활이 그런 문화를 접할 수 있는 기회가 없었기 때문에 우리와 상관없는 딴 세상인 줄 알고 감히 엄두를 못 낸다.

그러나 한번 참여해 보면 중독에 가까울 정도로 빠져든다. 남녀노소가 한데 어우러져 치밀하게 세워진 계획대로 일사불란하게 이동하는 것 자체가 신선한 자극이고, 함께 살아있다는 공동체 의식을 갖게 된다.

금년 들어 5km 마라톤 2번, 8km 해변 마라톤에 참가해 완주기념 메달을 3개나 받았다. 가족에게도 자랑거리며 건강의 상징이기도 하다.

우리 모두 지역축제에 적극 참여해 '신노인문화 창조'의 주역이 되자.

아무 것도 아닌 일로 토라지고

지난번 만났을 때 마음 불편하게 해서 사과한다고 12시에 짝꿍 어르신과 만나기로 약속했다. 그런데 1시가 넘도록 나타나지 않는다. 주차료는 딸깍딸깍 올라가고, 한나절 따가운 봄볕에 상하는 얼굴보다 마음이 더 조바심이다.

'2시에 볼일 있는 줄 뻔히 아시면서 왜 이리 늦으시나?' 부글부글 끓어오르는 속을 누르고, 오는 방향으로 눈을 돌리니 흑장미 두 송이를 들고 오는 어르신이 보였다.

'뜬금없이 웬 꽃?'

토라져 인사도 제대로 못했다. 그러자 내 손을 넙죽 당겨 장미를 들려주면서 어른신께서 말한다.

"많이 기다렸지? 꽃 사느라고 늦었어. 미안해."

얼굴 붉히며 계면쩍어하는 모습에서 풋풋한 냄새가 났다. 그래도 풀리지 않는다. 점심 맛있게 들며 화해한다는 계획은 수포로 돌아가고, 김밥 두 줄을 앞에 놓고 서로가 한마디 말도 없이 목이 메도록 들고 헤어졌다. 숨 가쁘게 달려온 그 길을 흑장미 두 송이만 건네주고 돌아가셨다.

노년의 연애도 청춘남녀의 그것과 별반 다르지 않다. 아무 것도 아닌 일로 토라지고, 화해하고, 또 삐치고 돌아선다. 사랑의 속성이 바로 이런 것일까?

백만 송이 장미 공세에 무너지다

잠자리에 들기 전에 컴퓨터를 여는 것은 습관이다. 세상과의 은밀한 소통을 위함이다. 오늘도 변함없이 몇 통의 메일이 기다리고 있다.

"백만 송이 장미?"

우선 숫자에 기가 질리고 제목이 생소하다.

'쿡' 하고 클릭하니 아래의 글과 함께 아름다운 장미가 그려진 카드가 떴다.

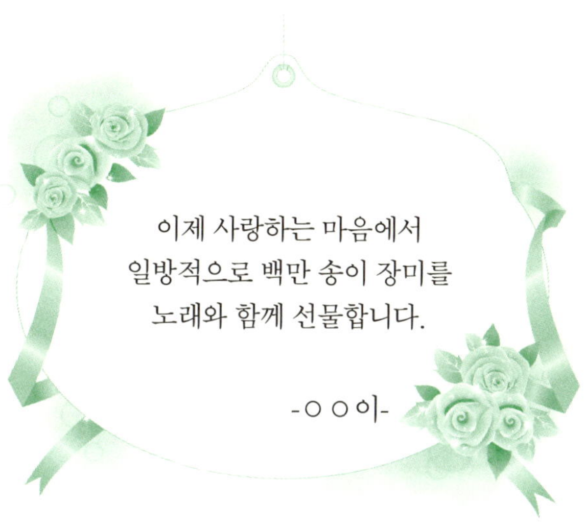

가수 심수봉 씨의 '백만송이 장미' 와 함께 형형색색의 아름다운 장미꽃이 피어나고, 피어나고, 또 피어나 쌓이고 쌓여도 꽃잎 하나 상하지 않고 싱싱하게 온 천지에 넘쳐 난다.

이어서 매력적인 굵직한 목소리에 '모래시계 OST. 백학' 에 실려 피어나는 장미는 슬프다. 돌아오지 못한 병사들의 아픔이 환생하여 고향을 찾는 듯 애처롭다.

이런 선물은 난생 처음이고 늘그막에 커다란 충격이다. 그 연세에 디지털 정보 활용에 놀랐고 시들지 않는 감성에 더 놀랐다.

이렇게 해서 노년의 연애가 시작되나 보다. 백만 송이 장미 공세에 무너져 가는 것일까? 잔잔한 감동으로 출렁인다.

아름다운 반란

밤 12시부터 새벽 4시 사이는 영혼들의 활동시간이라는데, 2시쯤 전화벨이 요란하게 울렸다. 깜짝 놀라 휴대 전화를 집어들었다. 짝꿍 어르신이었다.

"여보세요?"

"내가 왜 이러나 모르겠어. 점잖은 처지에."

"왜요? 무슨 일 있으세요?"

"일은 무슨. 갑자기 우리 '천사'가 보고 싶어서."

"어머, 놀랬잖아요."

"놀라게 해서 미안해. 어서 또 자."

"감사합니다. 어서 편히 주무세요."

노년의 사랑도 늙지 않는다.

둘만의 호칭

첫 만남에서 짝꿍 어르신이 내게 붙여준 호칭이 '천사님'이었다. 존경과 믿음, 배려가 담겨 있단다. 처음 하신 말씀도 "만남의 인연이 아름답게 발전하기를 기원한다.”였다. 말이 씨가 된다더니, 찰나에 지고 마는 황혼빛 한나절 햇살 받아 종횡무진 속도위반으로 어느덧 인연에서 연인으로 미소 짓고 있다.

봄비 내려 봄물 불어나듯, 마른 땅에 이슬비 잦아들 듯 동토에 불씨 지펴 사르신다. 서로를 ‘강남 동무’라 하잔다. 죽거들랑 처음 자리 찾아 가고, 살아서는 함께 하잔다. 그리고 서로 구호를 사용하잔다.

“당신 멋져!”

“당신 예뻐!”

당당하고, 신나고, 멋지고, 져 주고. 그런데 ‘져 주고’에는 단서가 붙어 있다. 처음은 서로 이기는 척 하다가 끝에 가서는 슬그머니 져 주기로 하잔다.

연애하면 이렇게 닭살 돋는 동화도 쓴다. 그래서 지루하지 않고 언제나 산뜻하다. 노년의 연애, 상큼하다.

사랑의 커플 반지

‘I LOVE 지구’ 뉴욕 자연사박물관 기후변화체험전 관람을 위해 어른신과 나는 서울에서 만났다.

우리나라 심장부인 서울 시청 사거리가 넘쳐나는 물로 폐허가
되어 다급하게 진로를 안내하는 반짝거리는 전광판이 소름끼치게
무서웠다. 물에 잠긴 남산 한옥마을 기와지붕에 쪼그리고 앉아 두
려움에 떨고 있던 아주머니 모습에서 머지않아 다가올 우리의 현
실을 보는 듯했다.

그의 손에 이끌려 창경궁 연못의 바위 위에 앉아 서로가 말없이
깊은 생각에 잠겼다. 종로 3가를 지나 종묘에 이르니 추수가 끝나
버린 빈 들녘에 무료한 군상들만이 무리지어 허수아비로 서 있다.
시골에서 텃밭 가꾸며 조용히 사는 이 촌로에겐 기후변화로 닥치
는 재앙 이상의 두려움으로 오싹함을 느꼈다.

문득 어르신이 이렇게 말씀하셨다.

"저 많은 사람들 중에서 나를 찾을 수 있겠어? 서로 쉽게 찾을
수 있게 표시를 해 둬야겠어."

그는 크기만 다른 반지 두 개를 사서 하나는 내 손에 끼워주고
나머지 하나는 당신 손에 끼웠다. 커플 반지 두 개에 단돈 만 원!

"값이 문제가 아니고 이것이 우리의 커플반지야. 알지?"

서로 마주 보고 씽긋 웃었다.

두 발자국 나란히

황혼빛 한나절에 박꽃 같은 이 고요
둘이서 혼불 박아 발자국 가즈런히
천년 후 그 하나됨이 눈부시게 피어나

그리움

뽀얗게 속살 빚어 신음하는 제 몸짓
물오른 관능으로 능선을 애무한다
그 자태 천상의 후예 소복단장 그림자

살내음만 부려놓고 훌쩍 떠난 낮달을
쪽빛 하늘 저만치에 흔적 없이 묻어두고
뜸 들여 홀로 태우며 돌이 되어 예~섰다

기다림

하늘 문 활짝 열어
오색 꽃띠 높이 걸고
맨발로 봉당에서
마당 쓸고 빗장 내려
성황당 돌 무덤자리만
하나둘씩 커져가

문 틈새 바람막이
죽부인 뉘어 세워
달빛 먹은 비단 금침
얼음장 녹이는데
기러기 하늘 구만리
날개짓만 외로워

석별

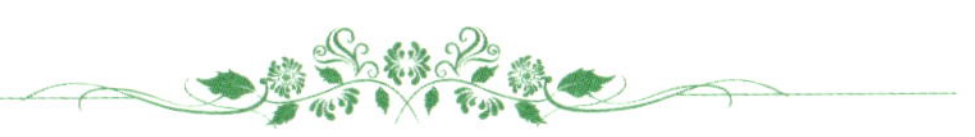

꽃잎 띄운 차 한 잔
그대로 평화인걸
황망 중에 돌아서
그림자로 예~섰다
차창 밖 보리밭 이랑이랑
빈 하늘만 외로워

물오른 생명들
흐드러져 지천인데
손톱 밑 생인손
통증으로 서럽다
영혼을 꿈꾸게 하는 건
사모하는 마음

좋아요, 함께 가요

동무라고 해둘래요.
지란지교를 꿈꾸는 넉넉한 그런 우정
보고 싶어

'애인' 이라고 해도 될까요?
산뜻한 뽀뽀나 포옹쯤으로 따스한 그런 애인
그럼 한번 시작해 봐요.

'연인' 이라고 하면 어떨까요?
가슴 한쪽 떼어 놓고 살아야 하는
속앓이 시작이지만 짜릿한 그런 연인

자식 다 제자리 잡아
뜸한 이때 아침 저녁 문안 소통
이보다 더 좋을 수야 있겠어요?

가벼운 산책길, 여행길
음악회, 영화 관람, 여기저기 축제
어깨동무 나란히 나란히
좋아요, 우리 함께 가요.

사랑으로 다시 찾은 생명력

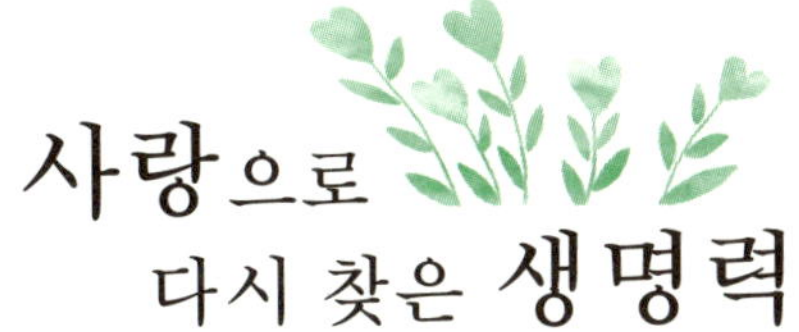

꺼진 불씨가 살아나다

어색한 분위기 극복에는 술이 최고다. 처음부터 맘먹고 술을 마셨다. 그랬더니 어르신께서 놀라고 근심어린 표정이시다. 의도적인 전략인 것을 모르는 채 노를 저어 가신다.

오랜 시간 침묵이 흘렀다. 전혀 의외라는 듯이 말문을 열었다. 놀랐단다. 완전히 꺼져 버려 폐기처분 상태인데 내가 다시 살려냈단다. 새 생명의 은인이란다. '천사' 덕이란다.

어르신의 젖은 눈가를 보는 순간 싸~하고 노을빛 솔바람이 일었다. 생명력의 부활이다.

신비의 샘

하늘 향해 목마른 샘. 언제나 그 자리에 그 맘 그대로 있었다. 가을걷이가 끝나버린 황량한 빈 들녘에서 샘가를 지키며 그렇게 죽은 듯 있었다. 아침 이슬 받아 목 축이고, 밤이면 풀벌레 벗 삼아 등 대고 그렇게 있었다.

생명의 소리는 드디어 샘가에까지 이르렀다. 샘가는 금방 기름져지고 샘물은 더욱 맑고 풍성하게 살아났다. 샘에선 황홀한 무지개가 노을빛을 더욱 빛나게 했다.

모진 세월 잘 이겨내고 '신비의 샘'으로 다시 돌아왔다. 번식에는 이미 쓸모가 없는 샘물은 인생의 이모작에서 한 인간의 생명력을 품어내는 영원한 '신비의 샘'으로 다시 살아났다.

생명력 부활의 원천은 왕성한 뇌의 활동

내 짝꿍 어르신은 독서량이 보통이 넘으신다. 버젓이 등단한 문인이며 늘 공부하는 학구파다. 인터넷 정보 활용도 전문가 수준이다. 지적 호기심이 많아서 여기저기 강좌도 빠짐없이 다니시고, 역사의식의 대물림을 위해 전심전력을 다 하는 모습은 눈물겹다.

운동도 정기산악회 몇 팀을 주관해서 운영하고, 지금도 매일 새벽운동을 다니신다. 항상 들고 다니는 큼직한 가방 속에는 어깨가 기울 정도로 많은 자료들이 가지런히 정리되어 있다.

칠십 중반의 그 연세에, 오랫동안 멈췄던 생명력이 부활한 것은 그냥 되어진 것이 아니다. 본인의 노력은 물론이고 감성을 자극할 수 있는 외적인 조건이 갖춰져야 한다.

즉답을 약속하고 문자 메시지로 하루를 연다. 그리고 인터넷 메일로 아름다운 그림과 글을 주고받는다. 사이사이 용건은 없고 "그냥 목소리 듣고 싶어서."라는 미명 아래 통화를 한다. 정보화 사회의 통신매체를 다 동원하여 노년의 사랑을 예쁘게 그려가고 있다.

부활의 원천은 이렇게 '뇌의 활동'을 왕성하게 단련해 온 결과임이 틀림없다. 한 인간의 생명력은 '뇌'로 좌우되기 때문이다.

새로운 세상이 열린 것 같아

바보처럼 살았단다. 키스 한 번 제대로 못 하고 살았단다. 5남매를 낳아 키우면서 줄곧. 젖가슴의 짜릿한 느낌도 몰랐단다. 혼자서 외줄 타고 능선을 넘고 나면 등 돌리고 남남으로 살았단다. 다른 이들도 모두 그런 줄 알았단다.

그러다 나이 칠십 넘어 하늘을 보았단다. 사람 하나 잘 만난 덕이란다. 새 세상을 만난 것 같단다. 이제 남은 제2의 인생, 자신만 생각하고 자신만을 위해 사시겠단다. 노년의 성과 사랑을 당당히 즐기면서 사시겠단다.

이것이 바로 육체의 부활이고 영적 재생이다. 한 인간의 뒤늦은 생명력 부활은 노년 모두의 희망이고 환희이며 '신노인문화 창조'의 원천이다.

스스로 호모에로티쿠스가 되고자

헤어진 후 단잠은 그대로 심연深淵이란다. 깊숙히 빨려드는 무의식의 현란한 몸짓. 뜨겁게 달아올라 꿈틀거리는 핏줄들. 송두리째 감싸 안고 솟구치고 빠져들고, 솟구치고 빠져들고….

무아의 황홀감이다. 맨 처음 느낌처럼 하늘이 뻥 뚫리고 땅이 쩍 갈라지는, 뒤늦게 찾아온 눈부신 생명력이다. 생명력은 꿈속에서도 부활한다.

"육보시肉布施로 설총을 얻은 원효대사를 늘 꿈꾼다."고 젊은이들 말로 소설을 쓰신다. 노년의 연애, 유치덩어리다.

신불로 심불로身不老 心不老

　　　　　11시에 어르신과 만
나기로 했는데 보고 싶어 10시 20분에 역에 도착해 기다리겠다는
문자가 왔다. 서둘러 나서서 도착 10분 전에 나갔다. 만나자마자
눈짓으로, 손끝으로, 귀엣말로 사랑 표현의 사인들이 짜릿하게 날
아와 핏줄을 타고 온몸을 숨 가쁘게 흐른다.

　"어? 왜 이래…?"
　엄청 당황하는 눈치다. 실패란다. 헤어져 있는 동안 '뇌의 활동',
즉 절대 긍정적 사고와 감성을 자극하는 상상력 활성화를 다짐했
다. 몸보신용으로 순홍삼 엑기스 한 상자를 택배로 보내드렸다.
한 인간에게 생명력을 갖게 하는 것은 다른 어떤 것보다 중요한
일이라고 생각했기 때문이다.

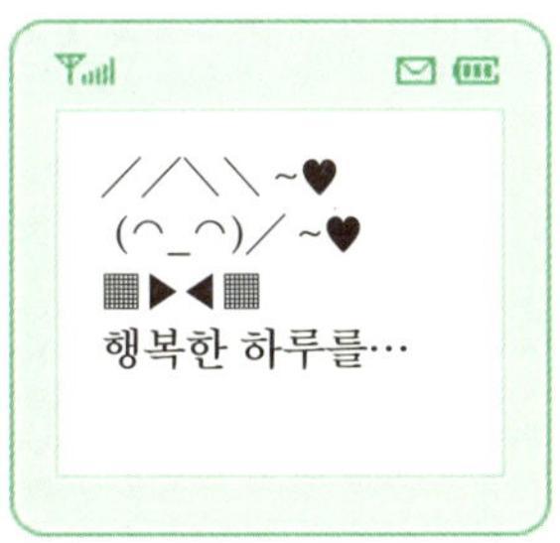

　시시때때로 이런 문자가 날아왔다. 아마 상상력의 감성 단련인
듯하다.

명쾌하고 산뜻하게 끝났다. 지난번의 스트레스가 한방에 날아 갔단다. 피로가 싹 가셨단다. 날아갈 듯 가벼워지셨단다. 개선장 군처럼 의기양양하다.

아직은 '신불로 심불로身不老 心不老' 다. 몸도 마음도 늙지 않 았다.

어찌 그리 고우셔요?

요즘 들어 이 말을 자 주 듣는다. 곱게 나이 드는 게 소원인데, 듣기 좋은 말이다.

"제가 곱게 보여요?"

"곱기도 하지만 젊어 보이세요. 피부가 어찌 그리 좋으셔요?"

"시골에서 꽃밭, 텃밭 가꾸며 사는 촌로인데, 그리 봐 주시니 감 사합니다."

젊어서부터 시부모님 모시고 아이 셋 낳아 키우며 직장생활을 병행하느라 화장 한 번 변변히 못하고 살았다. 지금도 햇볕에 나 갈 때는 로션 하나에 자외선 차단제를 바르는 것이 고작이다. 그 런데 요즘 들어 피부 좋고 젊어졌다는 말을 자주 듣는다.

정기적으로 섹스하는 여성은 여성호르몬인 에스트로겐 분비가 활발해져 피부가 좋아지는 것으로 알려져 있다. 실제로 스코틀랜

드 로열에든버러 병원 연구팀이 3,500명을 대상으로 조사한 결과
주기적으로 성생활을 하는 사람은 평균 10년을 더 젊게 산다고
한다.
　작년에 영국 여배우 조안 콜린스(70세)는 이렇게 말했다.
　"나는 지금도 40대처럼 보인다. 내 젊음을 유지하는 비결은 '섹
스' 이다."

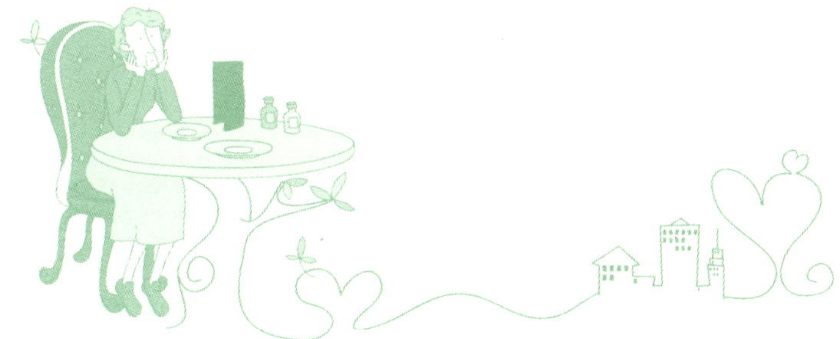

성생활은 젊은이들만의 특권이 아니다.
섹스는 사랑의 신체적 표현인 만큼 사랑하는
사람과의 성행위를 일생의 마지막까지 지속해야 한다.
노화 과정에서 성관계를 접어두거나 포기하면
성기능의 노화를 재촉할 뿐이다.

3부

시들지 않는 **황혼의 성**

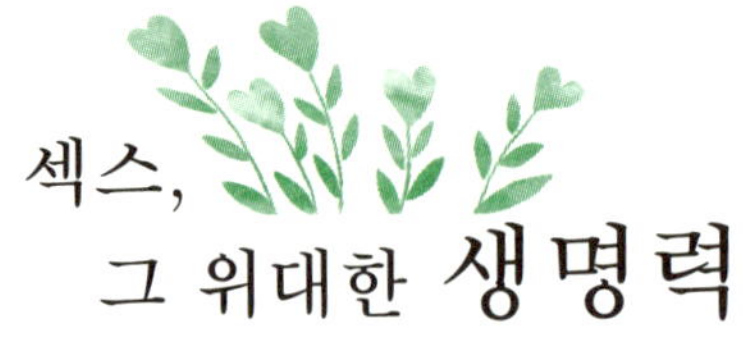

섹스, 그 위대한 생명력

섹스는 선택이 아닌 필수

섹스는 이제 선택이 아니다. 태초에 창조주가 인간을 만들어 놓고 '생육하고 번성해서 땅에 충만하게 하라'고 했다. 이것은 비록 인간에게만 내린 축복이 아니다. 동물과 식물 모두 암·수가 있어 종족번식을 한다.

인간의 성행위에는 세 가지 목적이 있다. 그중 하나는 생식 본능이며, 다른 하나는 쾌락을 추구하는 성性이고, 마지막 하나는 커뮤니케이션을 위한 성性이다.

그러나 우리 노년층의 성은 번식기능이 이미 끝나고 쾌락과 커뮤니케이션을 위한 성만 남았다. 남녀를 불문하고 성기는 사용하지 않으면 그 기능이 쇠퇴한다. 용불용설用不用說이 바로 그것이다.

섹스의 본질

섹스는 '신이 내린 최상의 보약'이라는 말이 있다. 그러나 이 같은 혜택은 사랑을 바탕으로 한 정상적인 섹스를 출발점으로 한다는 사실을 명심해야 한다. 그렇지 않을 경우 적잖은 부작용이 따른다.

섹스란 살아있다는 사실을 남자와 여자가 함께 즐기고, 함께 기쁨을 얻기 위해서 행해지는 사랑의 하모니이다.

섹스는 '뇌'가 한다. 섹스를 하고 싶다고 느끼는 뇌는 건강한 뇌이다. 그와는 반대로 성욕도 느끼지 못할 정도로 쇠약해진 뇌는 몸의 각 부분에 제대로 명령조차도 내릴 수 없기 때문에 치매나 노쇠가 일어나게 된다.

섹스는 순수하게 전신의 근육과 심장, 폐 등을 사용하는 신체 운동이다. 따라서 몸이 건강하지 않으면 섹스도 불가능하다.

우리의 몸은 사용하지 않으면 약해지기 마련이고, 이는 남녀의 성기도 마찬가지다.

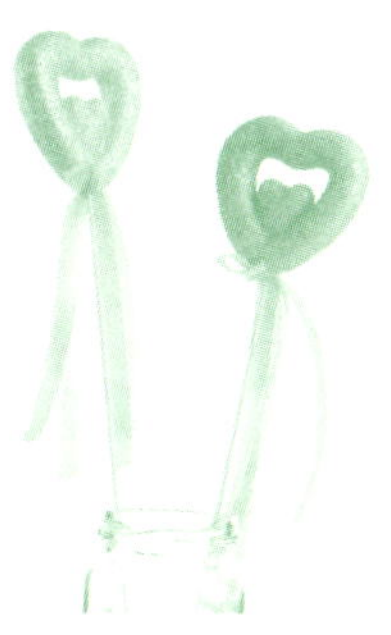

섹스가 건강에 미치는 10가지 효과

학자들의 연구 결과에 따르면 정액의 성분은 난소암 세포를 줄이는 효과가 뛰어나다고 한다. "섹스가 그렇게 건강에 좋다는 말인가!" 하며 경탄을 금치 못하게 한다. 지금까지의 연구결과 섹스는 다음과 같이 10가지의 건강상 혜택을 주는 것으로 요약된다.

1. 섹스는 그 자체가 운동이다.

심폐기능을 향상시키며 체중감량에 도움을 줄 뿐 아니라, 혈관을 팽창하게 만들어 혈액순환을 좋게 한다. 또한 신진대사를 촉진해 몸속 노폐물 제거에 큰 도움이 된다. 콜레스테롤 수치를 낮추며 몸에 좋은 고밀도 저단백(HDL) 콜레스테롤 수치를 높이는 효과도 있다고 한다.

2. 섹스는 다이어트 효과가 있다.

한차례 오르가슴에 도달할 때까지 소비되는 칼로리 양은200m를 전력 질주했을 때 소비되는 칼로리양과 같다. 따라서 한 번 섹스에 보통 200~400kcal가 소모된다는 것이다. 심지어 섹스를 상상만 해도 칼로리가 소모된다는 연구 결과도 있다.

3. 섹스는 통증 완화 효과가 있다.

섹스는 몸 구석구석 근육의 긴장을 풀어 휴식 상태로 돌아가게
해준다. 이는 마사지 효과와 비슷하다. 섹스는 뇌 속에서 엔돌핀
호르몬분비를 촉진해 두통, 요통, 근육통, 생리통, 치통에 이르기
까지 여러 가지 통증을 감소시키거나 없애준다. 실제로 편두통에
걸린 사람의 절반은 성행위 중 통증이 훨씬 줄었다는 연구결과가
있다.

4. 섹스는 면역력 강화 효과가 있다.

성행위 도중에는 면역글로불린A의 분비가 증가하는 것으로 알
려져 있는데, 이 물질은 감기, 독감 등에 잘 걸리지 않도록 우리 몸
을 방어한다. 골반내로 흡수되는 남성의 정액이 여성의 면역력을
증가시킨다는 보고도 있다.

5. 섹스는 순환기질환 예방 효과가 있다.

영국 브리스톨대 연구팀은 10년간 건강한 남성 2,400명을 조사
한 결과 일주일에 적어도 3회 이상 섹스할 경우 심근경색과 뇌졸
중 발생률이 절반 이하로 줄어드는 것으로 나타났다고 밝혔다. 연
구팀은 "섹스가 순환기 계통에 긍정적인 영양을 주기 위해서는 땀
을 흘릴 정도로 적어도 20분 이상 지속돼야 한다."고 말했다. 섹스
가 심장에 부담을 주지 않을까 걱정하는 사람이 있지만 부부의 정
상적인 성행위 시에는 계단을 걸어 올라갈 때와 같은 압박이 심장

에 가해지기 때문에 이로 인해 심장마비가 발생할 확률은 전체 심장마비의 1%에 불과하다.

6. 섹스는 미용 효과가 있다.

정기적으로 섹스하는 여성은 여성호르몬인 에스트로겐 분비가 활발해져 피부가 좋아지는 것으로 알려져 있다.

7. 섹스는 노화 방지 효과가 있다.

성생활은 뇌를 자극해 노화와 치매, 건망증의 진행을 억제하는 효과가 있다. 여기에는 섹스를 통해 분비가 촉진되는 두 호르몬의 작용이 큰 것으로 알려져 있는데, 그중 하나인 엔돌핀은 스트레스 완화에 도움이 된다. 다른 하나인 성장호르몬은 체지방을 줄이고 근육을 강화한다. 남성의 경우는 음경의 퇴화를 늦춰 발기부전을 예방하고 남성호르몬인 테스토스테론 분비를 증가시켜 근력을 강화한다. 여성의 경우는 에스트로겐 분비의 활성화로 뼈가 단단해져 골다공증을 예방할 수 있다.

8. 섹스는 전립선질환 예방 효과가 있다.

많은 남성들이 나이가 들면 전립선질환으로 소변을 보는 데 불편함을 느끼게 된다. 그러나 성생활을 계속해 온 남성은 이런 고통을 피할 수 있고, 전립선암도 예방하는 효과가 있다고 한다. 사정할 경우 고환에서 1억 마리 정도의 정자가 배출되면서 전립선

염증을 완화시킨다는 보고가 있다.

9. 섹스는 자궁질환 예방 효과가 있다.

여자가 정기적으로 섹스를 하면 자궁질환이 줄어들고 자궁이 건강해지는 것으로 알려져 있다. 따라서 폐경 후 성관계를 정기적으로 하지 않으면 질 내부 조직과 근육이 약화돼 세균감염에 취약해진다.

10. 섹스는 정신건강에 효과가 있다.

아름다운 성관계는 따뜻한 사랑을 주고받는다는 진한 감정을 갖게 한다. 결과적으로 자긍심을 높여주며 우울증, 무기력, 의욕저하 등을 치료하는 데 효과가 크다고 한다.

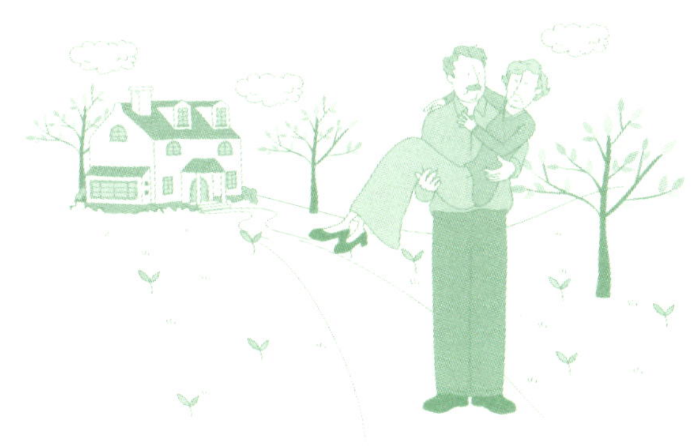

노인을 위한 성교육이 필요하다

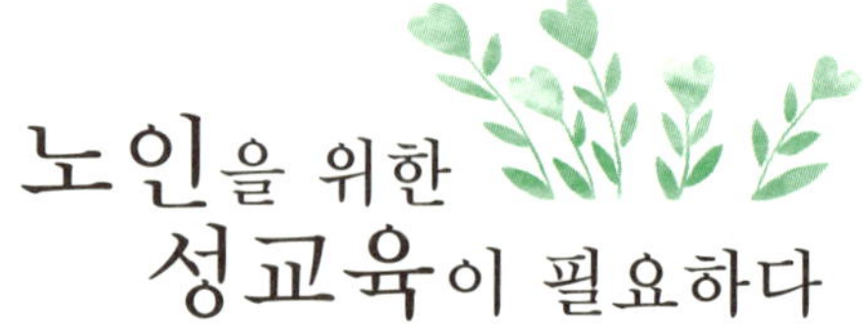

성에 대한 무지와 편견에서 벗어나야

노년의 성교육은 성에 대한 올바른 인식과 태도를 갖게 한다. 성은 쾌락적 즐거움만을 추구하는 것이 아니며 우리의 전체 인격 중 한 부분으로, 인격의 중요한 기반이 된다. 성교육을 제대로 받음으로써 성에 대한 무지나 편견 때문에 생길 수 있는 성 회피, 죄의식, 성기능 장애, 성병으로부터 벗어나서 삶의 즐거움을 향유할 수 있게 된다.

성교육은 태어나면서부터 자연스럽게 시작되어야 한다. 그런데 우리의 형편은 그렇지 못하다. 교육기관 어느 곳에서도 체계적인 성교육 프로그램이 없다. 유교적 관념에 의해 은폐되고 금욕을 강요반느라 성이 사회적 무관심에 가려져 있다. 그래서 성을 떳떳하지 못하고 수치스러운 것으로 여기는 경향이 강하다. 그에 따른 여러 가지 부작용에 대한 대책이 시급한 상황이다.

또한 성교육은 성인의 사회적, 심리적, 생리적 성숙도에 따라 다르게 이루어져야 한다. 성교육은 실제 생활 속에서 자연스럽게 이루어져야 한다. 사실 지금 60대 이상 노인들은 성에 대해 무지한 세대라 해도 과언이 아니다. 그렇기 때문에 성생활로 인한 여러 가지 부작용이 생겼을 때 올바른 대처를 하지 못해 성병에 노출된 이들이 꽤 많다. 예를 들어 성병과 에이즈 예방은 콘돔이 최선인데, 상당수 노인들이 '나이 든 사람이 주책'이라는 주변의 따가운 시선 때문에 무방비 상태에서 매춘 여성을 접하게 된다.

노인의 성 문제가 적절한 파트너 부재로 인한 매매춘의 성행, 성병의 유행 등 다소의 부작용도 안고 있지만 반드시 양성화해야 할 이유가 바로 이것이다. 노년의 생기를 유지하고 확인하는 가장 효과적인 수단이 바로 성이기 때문이다.

나이 들어도 충분히 즐길 수 있다

많은 사람들은 폐경기 이후 여성의 성 반응이 없는 것으로 생각해 왔다. 아직도 노년

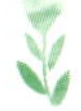

성교는 품위다. 예의범절을 지키기 위하여 삼가야 된다고 생각하는 것이 사회적인 분위기다. 그러나 그것은 성에 대한 무지와 편견에서 오는 오해이다.

노년의 남성이든 여성이든 성적 관계를 갖고 만족할 수 있으며 성적 반응의 기본은 젊은이와 같다. 다만 흥분단계의 강도나 반응 시간이 다소 느려질 뿐이다.

여성의 질 윤활액 분비는 젊었을 때 15~30초 이내에 분비되나, 노년기에는 시간이 더 오래 걸릴 수 있고, 분비량이 감소할 수도 있다. 또 질벽이 얇아져 신축성이 없어질 수도 있는데, 이는 인공적인 윤활 물질을 사용하여 얼마든지 개선할 수 있다.

폐경기 이후 자궁이 수축되기 때문에 성교 시 일어나는 자궁 상승이 점차로 낮아지고 질 내벽 2/3에 나타났던 '정액우물' 현상도 약화된다. 오르가슴 수축 현상이 약하고 부드러우며 수축 횟수도 줄어 흥분 하강단계가 더 빨리 오고 짧아진다.

그러나 이런 신체적·생리적 변화에도 불구하고 노년기까지 일생동안 성적 반응이 일어나며, 성적 쾌감을 얼마든지 즐길 수 있다. 건강한 남성들은 노년기에도 성적 자극에 민감하게 반응하며 개인적 반응이 똑같지는 않지만 기본적 생리는 남녀 모두 같다.

성 활동은 맥박, 혈압, 생식 기관의 팽창, 근육의 수축선 분비, 오르가슴 때 오는 쾌감을 동반한 경련성 발작반응 등 성적 흥분으로 인한 신체 증상들이 다양하게 나타난다. 인간은 대개 어느 때든지 성적으로 여러 가지 다른 방법과 다양한 대상들에 의해서 흥분될 수 있다.

인간의 가장 민감한 촉각은 성감대라고 볼 수 있다. 가장 잘 알려진 성감대는 남성에겐 음경의 귀두 부위이며 여성은 음핵(클리토리스)과 소음순이다. 그리고 회음부, 항문, 엉덩이, 허벅지 안쪽, 유방(특히 유두), 목, 입, 귀 등이다.

인간의 성적 반응은 대개 심리적 요인들이 크게 작용하는데, 많은 사람들은 정신적인 상상만으로도 성적인 흥분을 일으킬 수 있다고 한다.

지나친 걱정은 금물

성적인 무지와 배우자 간의 의사소통 단절이 성기능 장애의 원인이 될 수 있다. 성적 반응은 적절한 자극과 동시에 이것을 즐길 수 있는 자유로움을 요구하는데, 성적 즐거움에 대한 방어적 태도가 장애의 원인이 될 수 있다.

남성의 성기능 장애는 '발기'에 대한 걱정이 원인이 될 수 있다. 나이가 들면 남성은 발기하는데 시간이 더 오래 걸리고, 보다 강한 자극이 필요하게 된다. 또한 발기의 강도가 약해지고 사정 시 정액 분출의 강도도 약해진다. 성행위의 횟수 역시 전에 비해 감소하고, 사정 후 다시 발기하고자 할 때는 시간이 더 오래 걸린다. 이런 신체적 변화를 받아들이지 못할 경우, 발기가 잘 되느냐 안 되느냐에 지나치게 집착하게 되고, 이것이 스트레스로 작용하면 결과적으로 발기장애를 초래한다. 그러나 나이가 들수록 사정을 조절하는 능력은 오히려 강해져서 성교를 오래 지속할 수 있다는 장점이 있다.

여성의 성기능 장애는 오르가슴에 대한 걱정이 원인이 될 수 있다. 나이가 들면 여성은 질벽이 얇아지고 질액 분비가 감소해 성교 시 약간의 통증과 불편을 느끼게 된다. 성적 흥분을 느끼려면 보다 긴 전희가 필요하게 되고, 오르가슴의 강도가 약해지며 지속되는 시간 역시 짧아진다.

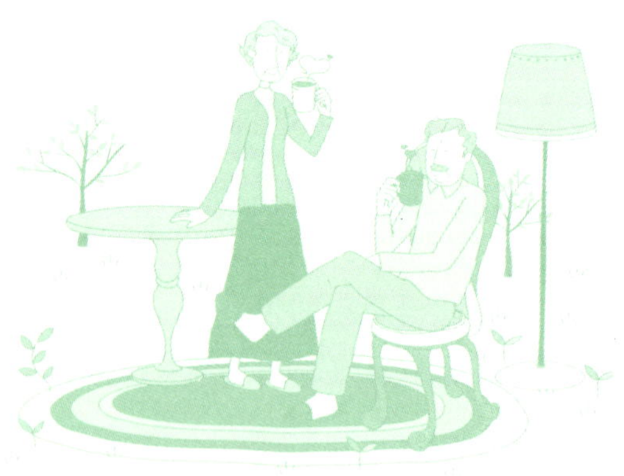

남성을 위한 섹스 클리닉

발기장애, 이렇게 예방하라!

발기장애란 성욕은 있으나 음경이 발기되지 않는 것을 말한다. 대개 신경정신성이거나 양기 부족, 과로, 전신 쇠약 등으로 성교 시 적절한 발기가 일어나지 않거나, 발기가 되어도 발기상태가 계속 유지되지 않는 것을 말한다. 성생활에 지장을 주는 이러한 발기장애를 예방하려면 다음 사항을 참고하는 것이 좋다.

1. 피곤할 때는 성관계를 갖지 않는다.
2. 성관계 전에 술을 한두 잔 정도 마신다. 그 이상은 금물이다.
3. 정신적으로 긴장 상태에 있을 때는 성관계를 갖지 않는다.
4. 상대에 대해 좀 더 깊이 알고 친숙해진 다음에 성관계를 갖는다.
5. 성관계 전에 충분한 전희를 주고받는다.
6. 여러 체위를 이용해서 다양한 성관계를 시도한다.
7. 성기 감각에 대한 생각을 버리고 다른 성감대에 대해 관심을 갖는다.
8. 성행위보다는 신체 부분마다 느껴지는 쾌감에 집중한다.
9. 섹스를 의무적인 행위로 생각지 말고 하나의 오락으로

생각한다.

10. 나이가 들어감에 따라 직접적이고 강도가 높은 자극이
    필요하다는 것을 확실히 알자.

11. 심호흡을 20회 정도 반복하고 편안한 마음을 갖는다.

12. 발기를 위한 노력을 하지 않는다. 오히려 발기를 원치
    않는다는 생각을 갖고 발기상태를 죽이도록 노력한다.

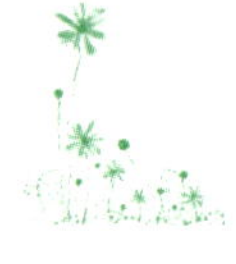

조루 탈출을 위한 처방

일시적인 발기장애는 심리적인 불안에 의해 발생하지만
조루 현상은 청소년 시절에 학습된 신체적 습관에 기인하
는 경우가 많다. 즉, 자위를 하는 과정에서 타인에게 들킬까
봐 서둘러 하게 되는데, 이런 자위행위가 오랫동안 반복되
면 빨리 오르가슴을 갖도록 성기 부위가 조건 형성된다. 이
조건 형성을 풀어주면 조루 현상은 자연적으로 사라지게
된다. 그러기 위해선 다음과 같은 사항에 유의해야 한다.

1. 사정하기 직전까지 흥분 상태가 올라가도록 자위행위
   를 한다. 단, 사정해서는 안 된다.

2. 자위행위를 중지하고 20~30초 정도 잠시 휴식을 취한
   다음 다시 자위행위를 한다.

3. 사정하기 바로 직전까지 자위행위를 계속하다가 정지

한다.

4. 상기 1~3의 과정을 3회 반복한 후 원하면 사정한다.

5. 상기 1~4의 과정을 1주일에 5~6회 정도로 2주 동안 계속한다.

6. 2주가 지난 후 이번에는 베이비오일이나 보디로션을 바르고 자위행위를 한다. 그리고 사정 직전에 정지한다. 이와 같은 과정, 즉 자위행위와 사정 직전에 정지하기를 3회 반복 한다. 이때 오일이나 로션을 사용하는 것은 여성의 질내 환경과 동일하게 만들기 위함이다.

7. 이렇게 2주를 더 계속해서 훈련하게 되면 자위행위를 하기 시작할 때부터 사정 직전까지의 시간이 상당히 연장되었음을 발견하게 될 것이다. 즉, 조루 현상이 사라지고 오르가슴에 이르는 시간이 연장되었음을 알게 된다.

8. 이제 파트너와 실제로 성관계를 할 단계가 왔다. 음경을 질 내에 삽입한 후 서서히 피스톤 운동을 하면서 사정 일보 직전에 이르게 되면 잠시 운동을 중지했다가, 어느 정도 사정하고 싶은 기운이 사라지면 다시 성관계를 한다.

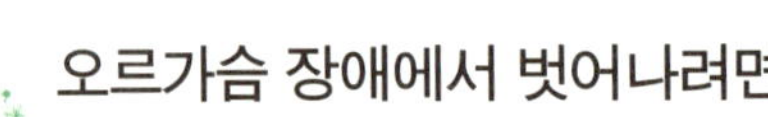

오르가슴 장애에서 벗어나려면?

남성에게 가장 흔한 성기능 장애가 '발기장애'나 '조루'라면, 여성에게 가장 흔한 것은 '오르가슴 장애'라 할 수 있다. 오르가슴 장애는 성욕이 충분하고 성적으로 흥분도 되지만, 정작 결정적 순간에 마땅히 느껴야 할 오르가슴을 느끼지 못하는 것을 말한다.

한 통계에 따르면 결혼한 여성 중 결혼 후 1년 이내에 오르가슴을 경험한 경우가 19%, 2년 이내는 15%, 3년 이내 15%, 4년 14%, 6~9년 이내 11%, 결혼 10년 이상 9%로 상당수의 여성들이 오르가슴을 경험하지 못하는 것으로 나타났다.

오르가슴 장애는 대부분 심리적인 원인에 기인한다. 혹시 오르가슴에 오르면 자신을 통제하지 못하고 난잡한 모습을 보이지나 않을까 하는 두려움과 부끄러움 때문이다. 반대로 오르가슴에 대한 지나친 집착이 오르가슴 장애로 이어질 수 있다. 성욕에 대한 죄책감, 배우자에 대한 적개심 등도 원인이 될 수 있다.

여성의 성욕 감퇴 및 오르가슴 장애의 원인으로 간과할 수 없는 것이 남편의 성 지식 부족과 이기적인 태도다. 아내의 반응은 아랑곳하지 않고 남편 혼자만 달아올라 사정해 버리는 식의 성행위가 반복되다 보면 아내는 오르가슴 장애와 성욕 감퇴증을 벗어나기 어렵다. 여성이 오르가슴에 도달하려면 남성보다 더 많은 시간과 정신적·신체적 이완이 필요하므로, 남편이 이를 충분히 인지하고 배려해서 충분한 전희로 아내를 이완시킨 다음 서로 화합한 가운데 오르가슴에 도달해야 한다.

오르가슴은 고도의 쾌감에 대한 하나의 자동적인 반사 현상이다. 오르가슴은 원한다고 성취되는 것이 아니고, 성관계를 하는 과정에서 충분한 쾌감만 느껴지면 자동적으로 오르가슴에 도달하게 된다. 오르가슴을 얻기 위해 지나치게 집착하기보다는 단순히 즐기고 쾌감을 증가시키는데 집중하는 것이 좋다. 그러다 보면 반사적으로 오르가슴에 도달할 수 있다.

다음은 여성이 오르가슴 장애에서 벗어나는 데 도움이 될 만한 참고 사항들이다.

1. 심리적으로 불편하게 느껴지는 모든 일을 중지하고 스트레스를 없앤다.
2. 파트너에게 성관계 전 또는 관계 중에 어떤 부위에 어떤 자극을 받고 싶은지 알려준다.
3. '사랑의 젤리'와 같은 수성 윤활제를 사용하여 질구 및 질 내의 예민성을 증가시킨다.

4. 충분한 전희 행위를 주고받는다.

5. 성관계 전 자극적인 활동을 한다. 예를 들어 더운 물에
   목욕하기, 자위행위 하기, 포르노잡지 보기.

6. 새로운 성교 체위, 샤워장에서의 성관계 등 새로운 것
   을 추구해 본다

7. 만일 거짓 오르가슴을 해 왔다면 바로 중지하고 자신의
   성적 쾌락을 위해 정신을 집중하여 성관계를 한다.

8. 주말에 멋진 휴가를 떠나 낭만적인 분위기에서 성관계
   를 한다.

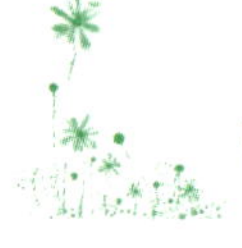

명기名器를 만들기 위한 PC근육 운동(케겔 운동)

섹스를 단순히 본능적이며 선천적인 행위라고 생각하여
성적 행위가 저절로 알아지고 익혀지는 것이라고 기대한다
면 당신은 멋지게 펼쳐질 인생의 한 장을 덮어두는 것과 같
다. 저절로 알게 되는 것은 최소한의 것뿐이다.

성생활을 즐기기 위해서는 여성의 질벽을 강하고 탄력 있
게 만드는 PC근육 운동을 하는 것이 좋다. 질 입구 주변에
몰려있는 PC근육을 운동시키는 것은 성 기능을 강화시킬
뿐 아니라 일반적인 건강 관리에도 필수적이라 할 수 있다.
PC근육 운동은 약화된 방광 기능을 강화하고, 늘어난 질벽
주변의 근육을 수축시켜서 성관계 시 통증을 없애준다. 또

한 방광을 컨트롤할 수 있으며 대변 배출욕구를 쉽게 감지
할 수 있게 도움을 준다.

누구나 따라할 수 있는 PC근육 운동 방법을 소개하면 다
음과 같다.

1. 변기에 앉아 다리를 벌리고 소변을 보는 도중 질구 주
   변에 힘을 주어 질벽의 근육을 수축하면 소변이 중지된
   다. 소변을 한 번에 보지 말고 찔끔찔끔 여러 차례 나누
   어서 보는 이 동작을 반복하여 질 속 근육의 수축 작용
   이 어떤 느낌인지 확인한다. 비데로 세척할 때도 위와
   같은 방법으로 PC근육 운동을 매일 계속할 수 있다.
2. 질벽 근육의 수축이 질의 내부에서 어떤 압박감을 느끼
   게 하는지 알고 싶다면 깨끗이 씻은 손가락을 질 속에
   넣고 아래를 수축시켜 보자. 손가락에 압박감을 느끼게
   될 것이다. 이렇게 질구를 조이고 풀어주는 운동을 시
   간 간격을 주지 않고 하루에 50회 정도 한다.
3. 또 하나의 PC근육 운동은 마치 아기를 출산할 때 힘을
   주듯, 질구의 근육을 바깥 방향으로 힘을 주어 밀어내
   는 운동이다. 하루에 50회 정도 한다.

이 세 가지의 PC근육 운동은 여성 질 근육의 탄력성과 수
축력을 높여주기 때문에 성관계 시 성적인 쾌감을 느끼는

데 큰 도움을 준다. 아울러 남성 파트너의 음경을 자유자재로 조여주는 기능이 생겨, 소위 일본사람들이 이야기하는 '긴자꾸'의 쾌감을 주게 된다. '긴자꾸'라는 말은 일본어로, 입구를 잡아당기면 훑칠 수 있는 복주머니 같은 것을 말한다. 이를 여성의 성기에 비유하여, 남성의 성기가 삽입되면 질의 근육이 주기적으로 수축과 이완 운동을 하는 것을 '긴자꾸'라고 한다.

이러한 PC근육 운동을 통해 질 근육을 컨트롤할 수 있는 능력이 생긴 여성들은 부부생활에 대해서 더욱 관심이 생기고, 자신의 성 기능에 자신감을 갖게 된다. 말할 것도 없이 행복한 부부생활은 모든 정신 건강에 직결된다.

'정상頂上' 에 꼭 올라야 하나?

성 문화가 밀실을 벗어나면서 오르가슴이란 단어가 그리 낯설지 않은 게 요즘 현실이다. 오르가슴을 우리말로 하면 극치감인데, 도대체 이 극치감이 무엇이기에 사람들이 그토록 은밀한 관심을 가지고 집착하는 것일까?

오르가슴이란 섹스의 절정기에 수반되는 골반 기저의 강력한 수축과 그 이후에 동반되는 기분 좋은 심신의 이완을 말한다. 여성의 경우 개인마다 오르가슴을 느끼는 정도에는 차이가 있지만, 평균적으로 약 8초 정도의 리듬을 지닌 강력한 수축과 황홀감을 경험한다. 문제는 이렇게 기분 좋은 상태가 저절로 오는 것이 아니라 인간의 감정에 호소하고 육체적인 공을 들여야 얻어진다는 점에서 인류는 끊임없이 호기심을 갖는 것이다.

"섹스에서 오르가슴을 꼭 느껴야 하나?" 하고 반문하는 사람들도 있다. 말초신경의 쾌락을 추구하는 것은 경박하다거나 성행위를 임신을 위한 행위로만 보는 사람들은 오르가슴에 대한 진지한 고민을 하지 않는다. 물론 이 사람들의 생각이 틀렸다고 비판할 일은 아니다. 성에 대한 의식은 한 개인이 어린 시절부터 성장 과정을 통해 형성해 온 가치관의 일부이기에 잘잘못을 가릴 성질의 것이 아니기 때문이다.

다만 여성이 성에 대한 욕구나 오르가슴에 대한 노력을 표면화하면 천박하다거나 '밝히는 여자' 라는 등의 편견을 갖는 것은 꼭 짚고 넘어가고 싶다. 서로 다른 가치관을 가진 남녀가 배우자로 만나 발생하는 부부의 성적 갈등은 어떤 식으로든 해결책을 찾아야 한다.

부부가 손만 잡고 자도 행복하다면 이들에게 오르가슴에 대한 논의는 필요치 않다. 오르가슴이 없어도 사는 데는 아무 지장이 없다. 섹스 자체를 안 하고도 살 수 있다. 하지만 대부분의 사람들은 즐거움을 위해 섹스를 한다. 그리고 성적 만족감의 최절정에 오르가슴이 있는 것을 부인할 수는 없다. 오르가슴 없는 섹스는 2% 부족하다.

미국 킨제이 조사팀의 포메로이 박사에 따르면 일반적인 성교 소요 시간은 5~15분 정도면 충분하다고 한다. 한 사람이 대체로 1년에 50~100번, 일생 동안 3,000~5,000번의 성관계를 갖는다고 계산할 때 평생 성관계로 소모하는 시간은 약 15~18일이며, 그 가운데 오르가슴의 황홀감을 맛보는 시간은 15시간에 지나지 않는다는 산술적 계산이 나온다. 그렇다면 이 15시간을 위해 그토록 많은 시간을 투자할 필요가 있는 것일까?

굉장히 배가 고픈 상태인데 식당을 잘못 들어가 맛없는 음식으로 배를 채우고 나온 경험이 누구나 있을 것이다. 당장의 시장기는 누그러졌지만 기분은 영 개운치 않고 뭔가 아쉽다. 오르가슴이 빠진 섹스도 이와 비슷한 느낌이 아닐까 생각한다. 맛집을 개발하고 먹는 즐거움을 찾듯이 만족할 만한 수준의 오르가슴에 도달하려는 노력을 하는 것이 당연히 좋다. 15시간의 황홀경에 대한 열쇠는 결국 마음 자세에 달려 있다. 오르가슴은 이왕이면 느끼는 것이 좋다.

변화에 적응하고 즐겨라

성생활은 젊은이들만의 특권이 아니다. 섹스는 사랑의 신체적 표현인 만큼 사랑하는 사람과의 성행위를 일생의 마지막까지 지속해야 한다. 노화 과정에서 성관계를 접어두거나 포기하면 성기능의 노화를 재촉할 뿐이다. 일단 어느 순간 중지하면 노화의 속도는 빨라지고 다시 회복하기란 쉽지 않다.

남녀 모두 노년기에 이르면 신체의 변화가 오기 마련이다. 그러나 신체적인 변화는 성생활에 대한 욕구를 현저히 저하시키는 주된 원인이 아니다. 신체적인 노화현상은 개인 차이가 있지만, 일반적으로 나타나는 문제를 인식하고 변화에 적응하며 성생활을 계속하면 젊은이 못지않게 멋진 부부생활을 영위할 수 있다.

노화에 따른 성적 변화를 자연스럽게 받아들여 최대한 즐기는 태도가 필요하다. 특히 폐경기 여성들이 성생활을 중지하기 쉬운데, 이때 중지하면 그 이후 성생활은 물론 일반적인 부부관계도 메마르게 된다. 여성의 경우 질액 분비 감소로 성교 시 통증이 있을 때는 질액과 유사한 수성 젤리를 성교 직전에 질구 부위에 바르면 통증이 사라져서 부담 없이 성관계를 즐길 수 있다. 서양에서는 이런 수성 젤리를 가정의 상비약으로 활용한다. 우리나라도 '사랑의 젤리' 등의 상표로 약국에서 판매하고 있다.

제대로 알고 제대로 한다

성생활의 기본은 건강한 몸

섹스의 기본은 기력, 체력, 건강에 있다. 남녀가 모두 건강하다면 80대까지 섹스를 즐길 수 있다. 건강은 평소의 마음가짐에서 온다. 몸을 움직이는 것도 좋고, 스포츠를 즐기는 것도 좋지만 시간이 있을 때마다 자신의 손으로 몸 전체를 마사지하면 좋다. 마사지를 해주면 전신의 혈액 순환이 좋아져 모든 체세포에 영양과 산소가 공급되기 때문에 건강한 몸이 된다.

치아를 소중하게 관리하는 것도 매우 중요하다. 치아는 단순히 음식물을 씹기 위해서만이 아니라 음식물을 씹는 일로 해서 뇌의 활동을 활발하게 해주고 치매를 예방하기도 한다.

　현대인들은 너무나도 약에 의존하고 있어 자연 치유력을 약화시키는 경향이 있다. 시간이 걸리더라도 평소에 건강관리를 잘해서 자기 힘으로 평생 즐기는 일이 중요하다. 건강 유지를 위해 최소한 연1회 종합 건강진단을 받는 것이 좋다. 마음에 맞는 병원과 의사를 찾아내어 언제라도 찾아가 상담하고 예방하며 건강하고 멋진 일생을 보내야 한다.

　성생활에 일대 혁명을 일으킨 획기적인 발기부전 치료제 '비아그라' 가 세상에 나온 지 벌써 10년이다. 오늘날에는 발기부전 치료제 시장이 10년 전보다 6배나 증가해서 780억 원대 규모란다. 그러나 비아그라로 인한 부작용도 만만치 않으므로 전문가의 처방과 지도가 필요하다.

　이제는 쉬쉬하면서 혼자 속 썩일 때가 아니다. 정정당당하게 병원에 가 전문의의 상담을 받고 치료도 하여 모든 사람의 성 문제를 양지로 끌어내 공론화할 때다. 왜냐하면 성性은 생명력이기 때문이다.

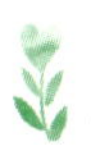

정력이 예전 같지 않다고?

나이가 들면 당연히 노화가 진행되고, 성적 능력에도 변화가 오기 마련이다. 그런데 정력이 예전 같지 않은 것이 노화로 인한 자연적인 현상일 수도 있지만, 오랫동안 잘못된 생활습관이 축적된 결과일 수도 있다. 그러므로 자신의 몸 상태와 생활 습관을 면밀히 관찰하여 무엇이 정력을 감퇴시키는 요인인지 찾아낸 다음 적극적으로 대처하는 것이 좋다.

일반적으로 남자의 정력을 감퇴시키는 요인은 다음과 같다.

1. 뇌의 노화
2. 고환의 기능 저하
3. 혈관의 노화
4. 발기 횟수와 사정 빈도의 감소
5. 체력 · 근력의 저하
6. 비만과 성인병
7. 스트레스와 피로의 축적
8. 형식적이고 무미건조한 부부생활

남녀 모두 건강하다면 80대 이후까지도 성을 즐길 수 있다고 한다. 그러나 젊었을 때와 똑같은 수준을 유지할 수는 없다. 노년기의 성적인 변화에 낙심하고 좌절해 성생활을 포기하는 것은 오히려 노화를 재촉하게 된다. 노력해서 더 나아질 수 있는 것은 노력하고, 노력해도 안 되는 것이라면 거기에 적응해 나름대로 즐기는 방법을 찾는 것이 현명하다.

누구나 쉽게 따라할 수 있는 정력 증진법

정력이 예전 같지 않으면 다급한 마음에 정력제부터 찾는 이들이 많다. 그런데 '보신'에 탁월한 효과가 있다고 소문난 정력제 중 대부분은 과학적으로 그 효능이 입증된 바가 없는 것으로, 그저 '위약 효과' 에 지나지 않는다.

정력제나 보신식품에 지나치게 의존하기보다는 정력을 약화시키는 나쁜 생활 습관을 버리고 좋은 습관을 들이는 것이 더 현명할 것이다.

생활 속에서 누구나 쉽게 따라할 수 있는 정력 증진법을 소개하면 다음과 같다.

1. 아침에 미지근한 물로 목욕한다.

전날 충분히 잤는데도 아침에 몸이 찌뿌드드하거나 피로가 가시지 않을 때가 있다. 이는 척수의 반사기능이 피로한 데서 오는 것으로, 아침 목욕을 해서 피로를 풀어주는 것이 좋다. 이 시간에 목욕을 하면 따뜻한 물이 온몸의 혈액 순환을 촉진해 피로회복에 도움이 되고, 신체 기능이 활발해져 기분 또한 산뜻해진다.

단, 아침 목욕을 할 때는 너무 뜨거운 물은 좋지 않으며 미지근한 물에 몸을 담그고 손으로 어깨와 목, 팔, 다리 등을 마사지하면 좋다.

2. 화장실에 갈 때마다 '소변 끊기' 훈련을 한다.

남자라면 누구나 여성의 오르가슴에 맞추어 사정 시간을 조절하려고 하지만 의지대로 되지 않는 경우가 허다하다. 이 문제는 아침에 소변을 볼 때 중지와 배설을 반복하는 '소변 끊기' 훈련을 통해서 개선될 수 있다. 사정의 괄약근은 항문의 괄약근, 배뇨를 조절하는 괄약근과 같은 신경으로 연결되어 있기 때문에, 매일 이런 훈련을 통해 소변을 중단할 수 있게 되면 사정 역시 본인의 의지에 따라 조절할 수 있다.

3. 하의를 헐렁하게 입는다.

남성의 음낭은 안에 있는 고환을 보호하기 위해 표면적을 변화시켜 열의 발산을 조절한다. 즉, 외부의 기온이 찰 때는 열을 빼앗겨 고환이 너무 차지 않도록 표면적을 아주 작게 축소시키고, 반대로 기온이 높을 때는 너무 더워서 고환이 뜨거워지지 않도록 표면적을 크게 늘리는 일종의 자동조절장치를 가지고 있다.

그런데 몸에 꼭 끼는 삼각팬티나 청바지를 입게 되면 통풍이 잘 되지 않아 음낭의 온도 조절 기능에 지장이 생기고, 땀이 차서 습진이나 백선 같은 피부 질환의 우려도 높아진다. 하체의 건강을 위해 속옷은 헐렁한 사각 팬티를 입는 것이 좋으며 겉옷 또한 흡수성이 좋은 소재의 옷을 입도록 한다.

4. 발바닥이 화끈거리도록 걷는다.

걷기는 건강에 좋을 뿐 아니라 하반신 단련에도 좋다. 그 이유는 발을 움직이는 신경과 남성의 성기를 움직이는 신경이 같은 자율신경이며 발에는 반사기능이 있기 때문이다. 발을 부지런히 움직이는 것은 성기를 단련시키는 것과 같으며 혈액순환을 좋게 하고 정력 감퇴를 예방해준다.

빠른 걸음으로 걸으면 체내의 심폐기능이 강해지고 기초 체력을 단련시키는 효과를 얻을 수 있다. 걸을 때는 어깨와 허리를 똑바로 펴고, 배는 안으로 집어넣고, 엉덩이는 위로 수축시킨 자세로 등에서 땀이 날 만큼 조금 빠르게 걷는 것이 좋다.

5. 매일 아침 자전거를 타면 회음부가 단련된다.

남성의 회음부를 마사지하면 음경의 해면체를 자극해 발기력을 높여주고 전립선을 자극하는 효과도 있어 정력 증진에 도움이 된다. 회음부를 자극하기 위해서는 매일 아침 자전거를 타는 것이 좋다. 자전거를 타고 페달을 밟으면 회음부가 저절로 자극을 받게 되며 다리도 단련된다. 흔히 "잠자리의 쇠퇴는 다리의 쇠퇴로부터 온다."는 말이 있는데 다리를 튼튼하게 단련시키는 것은 성기를 단련시키는 것과 같다.

6. 식사 후 낮잠보다는 산책을 즐겨라.

점심 식사 후 나른해지면 잠시 낮잠을 즐기는 이들이 많은데, 식후에 곧바로 자는 것은 정력 감퇴를 가져올 뿐이다. 식사 후에는 당연히 혈당량이 올라가고, 그것이 분해되지 않으면 비만이 되는데, 이는 정력 감퇴로 이어질 수 있다.

점심 식사 후 산책이나 가벼운 운동으로 몸을 움직여서 당분을 소비하면 정력 증강의 큰 적인 혈당량이 내려가고 결과적으로 비만도 피할 수 있다.

7. 푹신한 의자보다 딱딱한 의자가 좋다.

고환은 그냥 앉아 있는 것만으로도 강한 압력을 받는다. 이때 고환에 가해지는 압력을 조금이라도 줄이려면 고환을 압박하는 푹신한 의자보다는 딱딱한 의자가 더 좋다. 푹신한 의자는 앉기에는 편안하지만 의자 가운데가 푹 패어 있어서 고환에 가해지는 압력이 클 뿐 아니라, 틈이 생기지 않아 통풍이 좋지 않다. 반면 딱딱한 의자에 앉게 되면 허벅지 사이에 틈이 생겨 고환이 편해지고 압박을 덜 받기 때문에 음낭의 온도조절 기능도 활발해진다.

8. 표준체중을 유지한다.

"살찐 정력가는 없다.", "마른 장작이 오래 탄다."는 속설이 있다. 특정 체형에 따라 성기능이 좋고 나쁨을 의학적으로 증명할 수는 없지만 비만 증세를 보이는 남성은 그렇지 않은 남성보다 성기능 장애를 초래할 가능성이 높다. 비만은 혈액순환 장애를 초래해 음경으로 가는 혈액의 유입을 방해함으로써 발기장애를 일으킬 수 있다. 또한 비만으로 인해 남성호르몬 분비가 감소할 경우 성욕 감퇴로 이어질 수 있고, 하복부에 쌓인 지방 덩어리로 인해 성피가 파묻히는 '함몰 음경'을 초래하면 성생활에 크나큰 지장이 생긴다.

금주, 금연과 함께 식습관을 개선하고, 규칙적인 운동으로 표준체중을 유지하는 것이 정력 증강에 있어 무엇보다 중요하다.

정력에 도움 되는 식생활

정력 증진에 도움이 되는 음식이 분명히 있긴 있다. 그러나 이러한 음식만 먹으면 만사 오케이라고 생각하고 건강 관리를 소홀히 하는 것은 금물이다. 아무리 몸에 좋다 하더라도 음식은 음식일 뿐 약이 아니라는 것을 명심하고 생활습관 개선과 운동을 병행해야 한다.

정력에 좋은 식생활을 소개하면 다음과 같다.

1. 우리 고유의 음식을 잘 먹는다.

2. 하루에 30가지 이상 골고루 잘 씹어 먹는다.

3. 과식하지 말고 염분 과다 섭취에 주의한다.

4. 제철 음식을 먹고 균형 잡힌 식사를 한다.

5. 굴을 자주 먹고 오신채(파, 마늘, 부추, 달래, 무릇)를 매일 먹는다.

6. 강장 5신수프(삼계탕 같은 것)를 먹는다.

7. 마늘, 계란, 대추를 매일 먹는다.

8. 두부, 낫또 등과 같은 대두제품을 먹는다.

9. 은행, 구기자를 먹고 자라, 뱀장어, 미꾸라지를 먹는다.

10. 비타민E, 오트밀을 먹고 신선초, 여주, 야생초를 먹는다.

11. 해조류, 등푸른생선, 야채, 버섯, 녹차를 먹는다.

12. 야생초로 차를 우려 마신다.

13. 검은콩 한 되, 검은깨 한 되, 백봉용을 구증구포(약재를 만들 때
    에 찌고 말리기를 아홉 번씩 하는 일)해 분말을 만들어 꿀 한 되와
    섞어 복용한다.

폐경은 끝이 아니라 새로운 시작

오랫동안 남편과 자녀를 최우선 순위에 두고 가정을 꾸려온 대다수 여성들은 폐경을 노화의 한 현상으로 치부하며 자신에게 인색한 경향이 있다. 혹은 폐경으로 인해 이제 여성성이 끝났다고 생각해 낙심하거나 우울해한다.

그러나 폐경기는 여성성의 끝이 아니라 여성으로서 새로운 힘을 갖는 시기로 볼 수 있다. 그동안 가족들을 챙기느라 소홀히 했던 자신을 돌아보며 제2의 인생을 살아야 할, 새 출발의 시기이기도 하다. 폐경기 때 건강을 제대로 관리하지 못하면 향후 골다공증이나 심장병의 위험도가 높아지기 때문에 이 시기를 슬기롭게 잘 극복하고 건강 관리에 유의해야 남은 인생을 활기차게 보낼 수 있다.

폐경으로 여성호르몬이 감소하게 되면 얼굴과 목 등의 신체 상부에 후끈거림이 나타나고 식은땀이 난다. 그리고 폐경이 된 지 3~5년 이내에 뼈가 약해지기 시작하여 골다공증이 생긴다. 폐경 이후에는 동맥경화, 협심증, 고혈압, 심근경색 등 심혈관계 질환이 생기기 쉬우며 여성호르몬 결핍으로 노인성 질염, 가려움증, 성교 시 통증 등이 생길 수 있고, 빈뇨나 배뇨곤란, 잔뇨감 등이 있을 수 있다.

폐경은 정신적인 측면에도 영향을 미쳐 우울증, 건망증, 판단력 감소 등이 나타나며, 성장한 자녀를 떠나 보내고 혼자 집을 지키는 여성들은 '빈 둥지 증후군'을 앓기도 한다.

폐경기 이후 건강관리를 위해서는 다음 사항을 참고하는 것이 좋다.

1. 매년 정기검진을 받는다.
2. 적절한 운동으로 골다공증을 예방한다.
3. 여성 흡연은 골다공증의 위험 및 폐암 사망률을 높이므로 반드시 금연해야 한다.
4. 폐경기를 재도약의 기회로 삼고 긍정적 사고방식을 갖는 것이 좋다. 그동안 시도해보지 못한 것들을 과감히 실행에 옮기거나 앞으로 새롭게 할 일을 찾는 것도 좋다.
5. 동물성 지방의 섭취를 줄이고 적당량의 식물성 지방을 섭취해 동맥경화를 예방한다. 또한 골다공증을 예방하기 위해 칼슘이 풍부한 음식을 꼭 섭취한다.
6. 부족한 여성호르몬을 보충하기 위해 경구용 호르몬제 복용, 경피주사 및 패치 요법 등이 있으므로 산부인과 전문의와 상담 후에 호르몬 보충요법을 받는다.
7. 부부관계를 지속함으로써 성의 활력을 잃지 않는다.

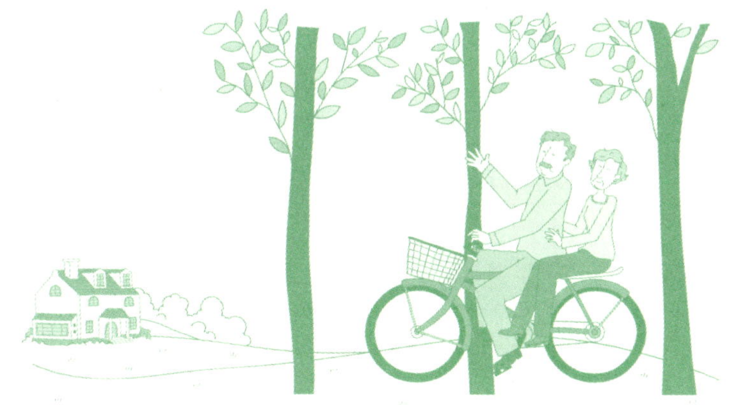

연애를 하면 눈은 반짝이고, 피부는 매끈거리고,
가슴은 팽팽하게 부풀어 오른다.
인간은 무엇이든 몰두할 수 있는 일을 만나면
활기를 되찾게 된다.
그것이 상상 속의 연애라도 좋다.

4부

사랑의 기술을 배우고 익혀라

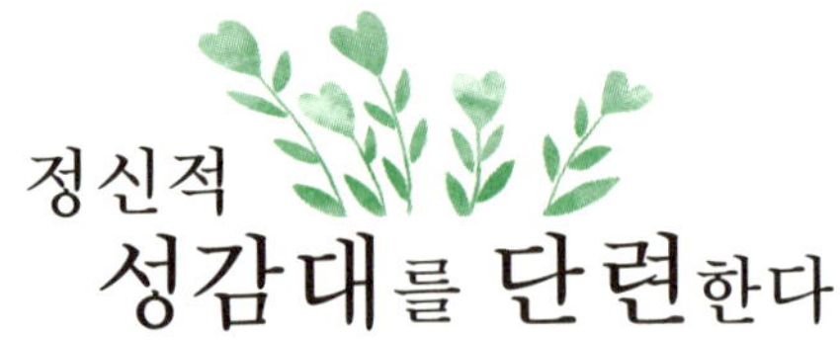

정신적 성감대를 단련한다

풍부한 감성으로 삶을 노래하라

섹스 전체를 지배하는 것은 인간의 뇌이기 때문에 섹스는 머리로 한다고 해도 과언이 아니다. 그만큼 섹스에 관한 능력은 뇌의 건강에 의해 결정된다.

'뇌의 활동'이란 풍부한 감성으로 일상에서 끊임없는 관심과 상상력을 유지하는 것을 말한다. 살아 있는 감각은 그만큼 살아있는 성감을 불러 일으켜 성감대를 단련한다는 것인데 섹스를 포기하는 것은 노화와 죽음을 재촉하는 어리석은 행동에 불과하다.

『불량하게 나이 드는 법』을 쓴 일본의 세키 간테이 씨는 "아름다운 꽃이나 예쁜 여자를 보면 감탄사를 연발하는 게 좋다."라고 말한 바 있다. 나이 들었다고 점잔만 빼고 모든 것으로부터 무감각해지면 노화를 재촉할 뿐이다.

마음의 성감대를 단련하여 노년의 성, 사랑, 그리고 삶을 목청껏 노래하며 살자.

긍정적인 사고로 뇌를 활성화하라

긍정적인 사고력은 '뇌의 활동'을 활성화시켜 정신적인 성감대를 단련하게 한다. 아무 불평, 불만이 없다. 물질적인 욕심도 없다. 절대 긍정, 절대 만족이다

유기농 먹을거리, 텃밭, 꽃밭, 아파트 못지않게 개조한 안락한 집, 생활의 편리와 문화생활의 동반자인 나의 애마(경차) 초롱이, 매달 제 날짜에 꼬박꼬박 지급되는 연금. 지금 병 나면 줄 3개 꼽지 않고 '자연사'할 것이니 아무 걱정이 없다.

조상님과 모든 분들께 항상 감사하며 즐거운 마음으로 산다. 자식들이 내 몫이라면 '기도밖에 할 것이 없다.'

친구들을 만나면 정치 걱정을 한다. "정치만 잘하면…."이란 말을 자주 한다. 젊은 날에 우리가 거대 교육집단을 운영할 때 잘해 보려고 밤잠도 못 자고 하는 일에 누가 그렇게 쌍수 들어 환영했던가. 그 사람들도 나름대로 잘해 보려고 하는 것인데, 괜히 신경

써 봐야 마음만 불편하니 관심 없다.

　그래서 뉴스도 잘 안 본다. 불편한 것은 절대 싫다. 절대 긍정적 사고는 건강한 뇌의 활동을 단련하게 한다. 이보다 더 좋을 수 없다.

　책 많이 읽고, 좋은 음악 듣고, 야생화 차 마시고, 텃밭과 꽃밭 가꾸며 어느 스님의 맑은 복 4가지에, 또 하나 원초적 인간으로 살아가는 짜릿한 '플러스알파'가 있으니 중생의 삶이 이만하면 좋지 아니한가.

상상력 활성화로 뇌를 단련하라

　지난 2000년 미국 캘리포니아 연구소는 뇌 분야에서 주목할 만한 실험 결과를 발표했다. 그것은 바로 72세 노인의 뇌 해마 신경세포도 적절한 자극을 받으면 계속 증식된다는 연구 결과였다. 이는 노인의 뇌라도 어떻게 사용하느냐에 따라 새 세포가 만들어져 젊어질 수 있다는 것을 의미한다.

　일본의 뇌 연구 및 치매 분야 전문가인 신경과 전문의사 요네야마 기미히로 박사가 말하는 '뇌를 젊어지고 좋아지게 하는 생활습관'을 소개한다.

1. 아침에 일어나면 커튼을 젖히고 햇빛을 쏘인다.
2. 좌뇌와 우뇌를 자극해주는 클래식 음악을 듣는다.
3. 익숙한 길에서 벗어나 매일 새로운 길로 다녀본다.
4. 하루 한 장씩 사진을 찍어 블로그에 올린다.
5. 하루에 30분 이상 반드시 걷는다.
6. 30분 이내의 낮잠을 즐긴다.
7. 새로운 식당과 새로운 요리에 도전한다.
8. 사람 만나는 것을 즐긴다.
9. 하루 7시간 정도 숙면을 취한다.

상상력은 두뇌 발달의 핵심이며 두뇌는 성생활 활성화의 원천이다. 상상력의 한 부분이 시가 되고 글이 된다. 누구나 할 수 있는 일이다.

그 덕으로 지금도 멋있고 잘난 사람을 만나면 안고 싶을 정도로 감성이 살아있다. 피카소가 90세에도 왕성하게 작품 활동을 할 수 있었던 것은 그 곁에 항상 아름다운 여자가 있었기 때문이다.

생각하고, 느끼고, 상상한 것을 다듬어 글로 써 보는 행위는 뇌를 단련해 성감대를 활성화하는 좋은 방법이다.

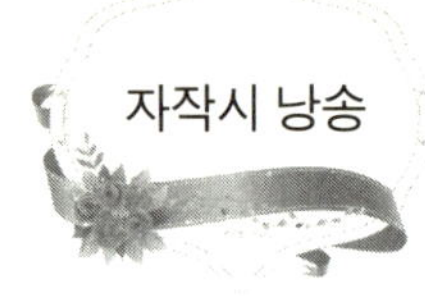

미망인의 자리

가을걷이 끝자리에 허수아비 서 있다
그날에 나풀대던 빛 바랜 치마폭에
샛강에 목을 축이며 떨고 있는 살점들

새들도 지나가고 네 목소리 떠나가고
숨소리만 남기고 육신은 묻어버린
허리를 일으켜 세울 여린 힘이 애달프다

기다릴 봄이 있어 강은 저리 흐르고
햇살도 숨 고르듯 댓돌 위에 놓여있다
스스로 생명이고자 맨살에다 촛불 켜

살풀이

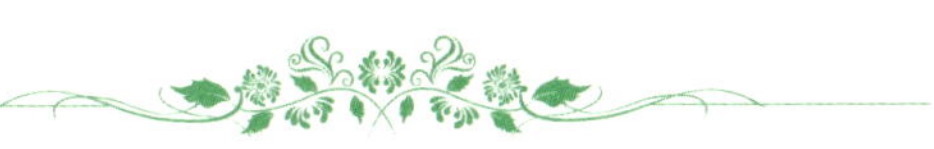

흩이불 걷어내고 맨발로 내려서니
봉당에 달빛 젖어 살내음 흥건하고
제 몸짓 껍질 벗은 속살 생인손 통증이다

단속곳 훌훌 털어 달빛에 그슬리고
용마루 높이 서서 목숨 하나 복 복 복
푸드득 시간을 반역하는 핏물 먹은 아우성

종달새 자르러져 보리밭 출렁이고
성황당 오색 꽃띠 줄줄이 신명 걸어
다잡아 새로 써가는 목숨 질긴 이 명줄

가슴 두근거리는 연애를 하라

두뇌의 활성화를 위해서는 연애를 하는 것이 좋다. 연애를 할 때는 언제나 마음이 설레고 두근거린다. 모든 능력을 발휘해서 어떻게 해야 상대에게 호감을 줄 수 있는지 머릿속으로 밤이나 낮이나 끊임없이 생각하기 때문이다.

부부끼리도 연애 상대가 되어 보자. 젊은 날의 감각을 되살려 연애라는 놀이를 통해서 서로의 젊음을 되찾아 보자는 것이다. 젊었을 때는 가족, 친척, 직장 등을 위해서만 살았지만 이제는 자기 자신을 위하고 내가 원하는 삶을 살아도 이기적이라는 지탄을 받지 않는다

건강하게 섹스를 하고 싶다면 너무 복잡하게 이치만을 따지지 말고 가볍게 생각하자. 70세란 나이에도 되기만 하면 장땡이지 무엇이 두려우랴! 좋은 음악 듣고, 영화 보고, 산에 오르고, 바다를 보는 것도 우뇌에 강렬한 자극을 주어 활성화시키지만 그보다 더 효과적인 것은 가슴 두근거리는 연애를 하는 것이다.

연애를 하면 눈은 반짝이고, 피부는 매끈거리고, 가슴은 팽팽하게 부풀어 오른다. 인간은 무엇이든 몰두할 수 있는 일을 만나면 활기를 되찾게 된다. 그것이 상상 속의 연애라도 좋다. 연애를 할 수 있다는 것은 뇌가 건강하며 아직도 의욕을 가지고 있다는 증거이다.

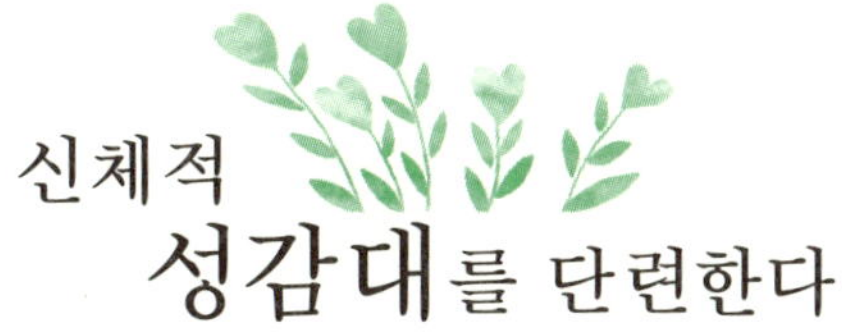

신체적 성감대를 단련한다

변강쇠와 옹녀가 돼라

시대적 인물 변강쇠. 양기로 가득 찬 정력가이며 색골로 알려진, 허구일 수 있는 그에게서 때때로 사람들은 자신을 본다.

변강쇠와 옹녀. 점잖은 처지에 드러내 놓을 수는 없어도 은근히 구미가 당기고 관심이 쏠리는 내적 충동의 동기가 되는 것만 봐도 인간 본능의 호기심을 자극하여 뇌의 활동을 돕는 게 틀림없다.

우리의 옹녀는 일본 사람들의 성생활의 절대치인 '긴자꾸' 로 대응할 수 있다. 질 부위에 있는 괄약근 운동만 잘하면 누구나 '긴자꾸' 가 되어 남성의 음경을 자유자재로 수축, 이완시켜 성적인 쾌감을 만끽하게 할 수 있단다. 요즘 유행하는 노랫말로 '샤방샤

방’ 죽여준단다.

아내에게 변강쇠가 되고, 남편에게 옹녀가 되어 황혼빛 한나절을 찬란하게 하는 것, 이 또한 자기 몫이다

‘대장군’과 ‘신비의 샘’ 건재는 가정 행복의 원천이며 삶의 활력이다.

즐거운 호모 에로티쿠스가 돼라

일상의 모든 것에 호기심을 갖고 기쁨을 찾아내는 것이 자연의 순리다. 노화에 대해 인간만이 할 수 있는 아름다운 반란이다.

정신분석학자 프로이트가 말한 대로 ‘인간은 성적동물’이다. 학자들에 따르면 발정기가 따로 없이 사시사철 언제나 교미가 가능한 동물은 인간과 피그미침팬지뿐이다. 인간은 발정기가 따로 없으니 종족보존의 본능에 의해서만이 아니고 쾌락을 위해서도 섹스를 한다.

‘인간의 섹스는 신이 내린 묘약’이라는 말까지 있다. 사랑을 바탕으로 즐거운 호모 에로티쿠스가 되어 인생2막을 활기차게 살자!

비데 사용으로 성감대를 단련하라

여성용 성기세척기
와 성병 예방을 목적으로 프랑스에서 개발됐다는 비데bidet. 한 마
디로 청결하고 깔끔해서 좋다.

불결하기 짝이 없는 내 몸안의 그곳을 깨끗하게 정리할 수 있어
정말 좋다. 작은 함지박에 물 떠 놓고 쪼그리고 앉아 손으로 '뒷
물' 하던 때를 생각하면 격세지감을 느낀다. 그리고 이 좋은 것을
못 써보고 가신 나의 어머님들께 한없이 죄송하다.

우리나라 가정주부가 원하는 가전제품 중 1위가 비데라는데, 노
년 생활의 필수품목이기도 하다. 부모님의 기념일에 '선물'로 설
치해 드려도 손색이 없는 효도 물건이다.

소변을 한 번에 보지 말고 찔끔찔끔 보아 괄약근운동(PC운동)을
하듯이 비데 사용도 그렇게 하여 성감대를 단련하면 노년의 아름
다운 반란에 주인공이 될 수 있다.

영특한 비데 사용으로 평생을 성생활의 현역으로 산다.

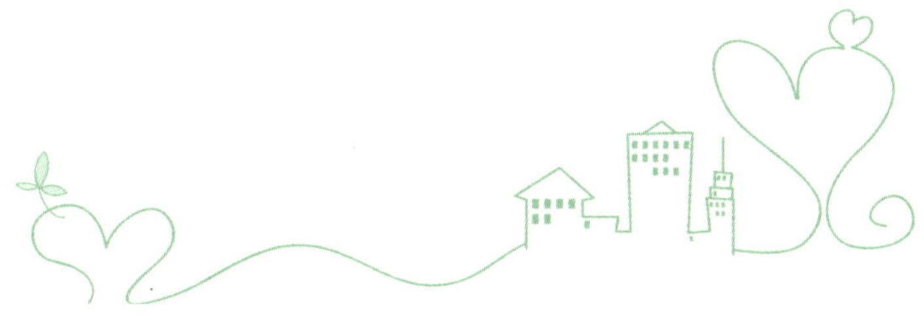

혼자서도 당당하게 즐겨라

자신의 신체를 의도
적으로 자극하여 성적 쾌감을 얻는 것을 '자위행위' 라 한다. 인간
의 성 행동은 자기 자신이 홀로 행동하는 '자위행위' 와, 이성·동
성의 성적 대상이 있는 '성교' 로 나뉜다. 자위행위는 자연적이고
정상적이며 건강한 성행위이다.

노년에 남성, 여성들이 홀로 되거나 배우자가 병들어 약하거나,
또는 그 밖의 이유로 성생활이 어렵게 됐을 때 긴장 이완, 신체적
운동, 상상력 자극, 성적능력 확인, 대리적 만족을 위해서 자위행
위를 한다.

교육수준이 높은 사람들은 자위행위의 실용성을 충분히 이용하
나, 교육수준이 낮은 사람들은 성교에 비해 자위행위를 거부한다.

고등교육을 받은 사람들은 건강에 상관 없이 유용하고 치료적
일 수 있다는 견해로 더욱 가치 있는 경험 수반, 성적 환상들 때문
에 자위행위를 더 소중히 생각한다.

인간은 자립적일 때 더 행복하다. 남에게 의존하지 않으면 그 순
간부터 행복해진다. 그것이 정서의 자립이고 인격의 독립이다.

섹스도 이와 마찬가지여서 상대를 섹스의 도구로 생각하지 않
는다면 독립된 섹스인 자위는 자연스런 것이다.

혼자 당당히 자위하면서 자립하면 된다. 특히 여성의 자위는 더

욱 중요하다. 자위도 훈련해야 한다. 자기 몸과 성감대를 알아야
상대와 하는 성교에서도 성공한다.

남성들의 자위행위도 중요하다. 너무 강하게 자주 하면 안 되고,
부드럽게 해야 한다. 자위행위는 사랑하는 상대와 성교할 때 방해
가 되는 정도를 벗어나면 안 된다.

자위행위를 할 때 죄책감이 드는 것은 잘못된 성교육 때문이다.
자위는 부끄러운 것이 아니며 당당해질 필요가 있다. 프랭클린은
자위가 창조력의 어머니라 말했고, 미켈란젤로는 이런 자기애가
고상한 것이라고 했다.

독립 섹스로 노년을 건강하고 멋지게 살자.

내 몸을 아낌없이 사랑하라

잘 정돈된 잠자리에서
몸 전체를 거울에 비추고 사랑하는 마음과 시선으로 부드럽게 살
피면서 평소에 알고 있는 운동으로 긴장을 푼다.

그리고 머리에서 시작하여 저 멀리 발바닥까지 두 손을 이용해
손끝으로 또는 손바닥으로 톡톡 두들겨 주고, 어루만져 주고, 비
벼주고, 가볍게 마사지해 준다

"나는 네 주인이다. 마음껏 사랑해 주마." 하고 속삭여 준다.

몸 안에 정기의 흐름을 느낄 것이다. 이때 혈기가 순환하는 길, 즉 경락을 찾아 어루만져 주고, 가벼운 마사지로 몸속의 얼을 풀어내준다. 쉽게 말해 정신적 자위를 아름답게 하는 것이다.

이 나이쯤 되면 어느 가정이나 건강 전기기구 하나쯤은 다 있다. 운동으로 단련하듯, 두 손으로 풀어내듯, '전기 마사기'로 몸의 감성을 단련한다.

생물학적으로 느껴지는 느낌에 정직하게 반응하면서, 간지러운 곳에 닿으면 간지럼을, 짜릿한 곳이면 짜릿함을, 저 동굴의 비밀까지도 마음껏 탐험해 본다.

내 몸에 생명을 불어넣어 늘 살아 꿈틀거리게 하는 것도 내 몫이다.

오럴 섹스에 대한 오해와 편견

미국의 경우 이미 40여 년 전에 결혼한 부부의 50~60%가 오럴 섹스를 즐기고 있다는 조사 결과가 나왔다. (Kinsey, 1953) 그 후 20여 년이 지나 1975년에 행해진 조사에 따르면 결혼한 젊은 층의 부부 90%가 교육수준과 사회계층의 구분 없이 널리 오럴 섹스를 즐기고 있다고 한다.

이렇게 보편적으로 오럴 섹스 즐기는 사람이 있는 반면, 불결하고 비정상적이라고 거부하는 사람도 있다.

최근의 통계에서 나타나듯이 오럴 섹스를 비정상적이고 비인간적으로 보기에는 많은 사람들이 실제 행하고 있고, 큰 만족을 얻고 있다.

특별히 강조하고 싶은 것은 위생과 청결에 관한 문제이다. 오럴 섹스를 하기 전에는 반드시 샤워를 해야 하며, 특히 칫솔질로 입 안을 깨끗이 하고, 성기 역시 씻어야 한다. 두 사람 중 어느 한쪽이라도 성병 보균의 위험이 있거나 입 안에 상처가 있을 경우에는 오럴 섹스를 삼가는 것이 좋다. 또한 상대에게 오럴 섹스를 받기 원하면 흔쾌히 줄 수도 있어야 한다.

'사랑의 젤'을 가정상비약으로

폐경 이후 여성의 질 윤활액 분비가 감소하면 성관계 시 통증과 불편을 느끼게 된다. 이때 질 윤활액과 유사한 성분의 수성 젤을 성교 직전에 질구 부위에 바르면 통증도 사라지고 부드럽게 성관계를 할 수 있다.

서양에서는 가정마다 상비약으로 준비해두고 사용한다. 우리나라도 '사랑의 젤' 등의 상표로 어느 약국에서나 구입할 수 있다.

'사랑의 젤'로 남편의 사랑을 '신비의 샘' 가에 꽁꽁 묶어 둔다.

노년기 성생활은 생활의 활력소이며
마음의 통로다. 할 일 다 끝내고 애 낳을
염려 없는 번식 후기에 자유롭고 유쾌한
성생활로 건강하게 오래사는 것도
아름다운 전략이다.

5부

실버세대의 사랑법

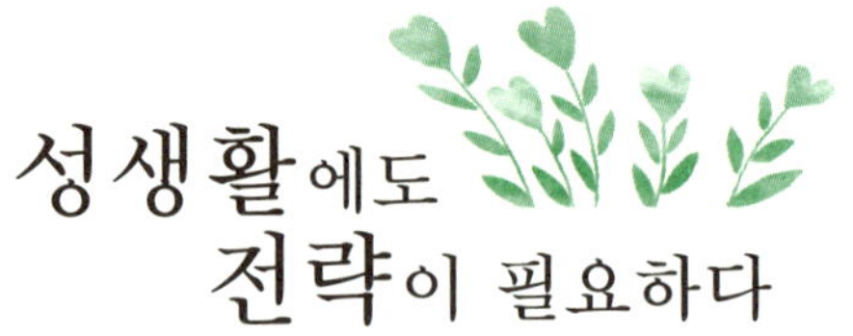

성생활에도 전략이 필요하다

부부가 함께 해야 건강하게 장수한다

부부가 한방에서 함께 자고 즐겁게 성생활을 해야 행복하고 건강하게 장수한다. 노인 건강과 가을날은 아무도 예측하지 못한다고들 한다. 인터넷 유머에도 있듯이 60대는 각자 다른 방에서 자고, 70대는 어디서 자는지도 모른다고 한다.

내 친정 부모님께서도 장수하신 편인데 평생 각방 쓰시는 것을 못 봤다. 당연히 그런 줄 알고 자랐다.

시부모님께서는 젊었을 때 아버님께서 외유가 잦으셔서 자식들 터울이 들쑥날쑥이다. 그러다 아버님 회갑 날에 며느리 절을 받으셔야 한다고 해서 때맞춰 결혼식을 올렸는데, 그 후로는 어머님과 계속 한방을 쓰셨다. 연로하신 부모님께서 함께 주무시면 자식들이 마음을 놓는다.

행여 주무실 때 무슨 변고라도 생기지 않을까 늘 마음이 편치 않다. 어머님 먼저 가시고, 아버님 홀로 계실 때는 우리 아이들 셋이 번갈아 당번을 정해 할아버지 방에서 자도록 했다.

당연히 부부는 명을 다할 때까지 함께 하는 것으로 생각했다. 하지만 물질적인 풍요가 부부를 따로따로 떼어놓는 비극을 초래하기도 한다. 가난했던 시절, 비좁은 방에서도 행복했던 기억을 되살려 본다.

나이 들어 각방 쓰면서 외로운 노년을 보내지 않으려면 지금 곧 방 하나는 비우고 합방해서 밝은 웃음소리를 자식들에게 들려줘야 한다. 부모가 행복해야 자식도 행복하다. 행복도 대물림되는 것을 명심해야 한다.

그런 다음에는 더 늦기 전에 '잃어버린 밤'을 되찾아야 한다. 노인들은 섹스 자체보다도 접촉을 통한 상호 교감에 더 많이 의존한다. 상대방의 어깨나 등을 만져주고, 다리를 주물러주고, 껴안아주는 것으로 애정에 대한 욕구를 해결할 수 있다.

노년의 성생활에 대해 '주책없는 것'으로 비하하지 말고 노년의 성생활을 보다 다양하게 즐길 필요가 있다. 결국 섹스라는 것은 몸으로 하는 의사소통이며, 마음과 뇌로 하는 사랑의 표현이다. 노년기의 성생활은 고독과 우울증을 억제하고 신체 및 정신건강에 좋을 뿐 아니라 통증완화 효과, 면역력 효과, 미용 효과, 순환

기질환 예방효과, 노화방지 효과, 전립선질환 예방효과, 자궁질환 예방효과가 있다고 한다.

병원에 자주 다니는 것보다 성생활을 부지런히 하는 것이 건강에 유익하다.

부부가 합심하여 문제를 해결하라

"크면 다 알아, 나중에 알게 돼." 이것이 우리 성교육의 현주소다. 섹스를 단순히 본능적이고 선천적인 행위라고 생각하는 이들이 많으며 성적 행위가 저절로 알아지고 익혀지는 것으로 오해하고 있다. 그러나 저절로 알게 되는 것은 최소한의 것일 뿐이다. 그렇기 때문에 우리는 부부 생활에서 멋지게 펼쳐질 인생의 한 장을 덮어두고 무의미하게, 또는 불행한 줄도 모르고 불행하게 사는 것이다.

남자의 경우 젊은 시절부터 꾸준히 성생활을 해왔고, 심각한 병만 없다면 90대까지도 성생활을 계속할 수 있다고 전문가들은 말한다. 여자의 경우는 노인이 되면 전반적으로 성기가 위축되고 질 윤활액이 줄어들지만 주의를 기울여 성생활을 하면 성생활 연령에는 제한이 없다고 한다. 나이가 들어도 성에 대한 욕망이나 성적 환상이 지속되도록 부부가 서로에게 배려할 때 성기능 장애나 성욕 저하는 더욱 멀어지게 된다. 폐경기로 인해 번식 후기를 맞이하는 이 시기는 임신에 대한 불안과 여러 가지 가정적 부담에서 자유롭기 때문에 성생활이 더욱 활성화되어 인생의 절정이 될 수 있다.

노년의 성은 젊게 살기 위해서도 꼭 필요하다. 성은 신이 인간에게 내린 가장 공평한 선물이자 즐거움이다. 성은 쉽게 누릴 수 있는 기본적인 생활의 일부로, 성생활을 등한시하는 것은 스스로 인간의 특권을 포기하는 것이다.

노년에 부부간의 성생활이 원만하지 못하면 하루빨리 부부가 합심하여 문제를 해결해야 한다. 일방적으로 어느 한쪽이 성행위를 거부하여 인간만의 특권을 포기하게 하는 것은 있을 수 없는 일이다. 가정 불화는 물론이고 이혼 사유도 될 것이다. 노년기 성생활은 부부 사이를 부드럽게 하므로 평소에도 애정 표현과 접촉을 자주 하여 몸과 마음의 거리를 가깝게 하려는 노력이 필요하다.

노년기 부부 성생활에 있어서 다음의 원칙을 지키는 것이 좋다.

1. 전희를 15분 이상 하되, 성관계 시간은 길지 않게 조절한다.
2. 사정이 없는 애무나 신체 접촉을 자주 한다.
3. 여성 상위 자세가 체력 소모를 줄인다.
4. 성행위를 자주 하고, 자위행위를 공들여 자주 한다.
5. 평소 적당한 운동을 하고, 괄약근을 조여주는 케겔운동을 반복한다.

6. 성 보조기구나 영상물 등 적당한 성적 자극을 즐긴다.
7. '사랑의 젤'을 상비약으로 준비한다.

번식 후기부터 자유로운 성생활을

친구한테 들은 이야기다. 삼 남매를 일찍 낳아 키운 42세 된 아주머니가 분기별에 한 번 하는 섹스에 임신을 하고 속 끓이고 있단다. 듣는 사람도 심란하다. 그러나 폐경 이후 번식후기에는 임신할 위험이 거의 없어 성생활의 자유를 누릴 수 있는 안전한 시기이다.

매주 2회 이상 성생활을 하면 젊어지고 장수한단다. 노년기 성생활은 생활의 활력소이며 마음의 통로다. 할 일 다 끝내고 애 낳을 염려 없는 번식 후기에 자유롭고 유쾌한 성생활로 건강하게 오래 사는 것도 아름다운 전략이다

혼자 할 수 있는 자연스런 '자위'로 훈련하고 단련하여 행복한 성생활을 완성하는 것 또한 노년의 당당한 성, 사랑, 삶을 위한 훌륭한 전략이다.

당당한 성생활과 아름다운 사랑으로 행복한 삶을 누리며, 뒷방 노인네가 아닌 한 세대의 주역으로 후손에게 건강한 사회를 물려주는 것 또한 노년의 지혜로운 삶이고 몫이다.

용불용설을 실천한다

두세 달 이상 '성 접촉'을 통한 발기를 하지 않으면 성기는 급속하게 위축되고 발기부전이 악화된다. 60세 이상 노인이 60일 이상 금욕을 지속하면 성 불능에 빠져 영원히 회춘의 가망이 없어진다고도 한다.

여성 역시 규칙적으로 성생활을 해야 성감을 유지할 수 있다. 말 그대로 '용불용설用不用說'이다. '용불용설'은 특히 남성 노인에게 절실하다. 청·장년기에는 성적 자극에 의해 3~5초면 발기가 된다. 그러나 60~70대에 들어서면 이보다 3배 정도의 시간이 소요된다. 그리고 사정 후 다시 발기가 되기까지 노년기에는 12~20시간 정도가 소요되는 것이 보통이다.

성 기능은 몸 상태에 따라 변할 수 있으나, 가장 나쁜 것은 성생활을 중단하는 것이다. 이렇게 되면 정말로 성 불능이 된다. 과거에는 '곶감론'이 대세였으나 요즘은 쓸수록 솟아난다는 '샘물론' 또는 '용불용설'이 대세다.

"사용하라! 그렇지 않으면 잃는다."

나이가 들었다고 성생활을 기피할 이유가 전혀 없다. 아내에게 '변강쇠'가 되고, 남편에게 '옹녀'가 되도록 노력하는 태도가 건강한 성생활, 나아가 행복한 노년이 된다.

이성 친구를 사귀어라

노년에도 성적인 충동은 당연히 느낄 수 있다. 이혼이나 사별로 혼자가 된 노년들은 성을 부끄러워하거나 억누르지 말고 이성 친구를 만날 수 있는 현실적인 기회를 적극적으로 찾아야 한다.

혼자 고립되어 생활하는 것보다는 사회활동에 참여하는 게 좋다. 주변의 종교기관이나 관공서를 이용해 비슷한 처지의 친구들을 사귀고 다양한 표현의 기회를 갖는다.

그러다 좋은 상대를 만나면 다른 사람 신경 쓰지 말고 자유롭게 사귀되, 결혼 등을 전제로 하지 않는다.

특히 두 사람만의 프라이버시를 유지하는 것이 중요하다. 자식들의 프라이버시를 침범하지도 말고 침범당하지도 말자.

노화 현상이나 노인 질환이 실제로 성생활에 크게 지장을 주지는 않는다. 섹스가 몸에 해롭다는 말도 낭설에 불과하므로 귀담아듣지 말자.

용돈이 생기면 적은 액수라도 차곡차곡 모아서 이성과의 데이트에 대비한다. 자식들이나 손자들에게 주지 말고 본인을 위해서 사용하라고 권하고 싶다.

"열 효자보다 악처가 낫다."는 말이 있듯이 이성 파트너가 더 중요하다.

성의 즐거움은 하루아침에 이루어지지 않아

노년의 행복한 성생활은 하루아침에 이루어지지 않는다. 청소년 시절에는 성에 대한 올바른 가치관과 태도를 정립해야 하는 게 필수다. 국가적으로도 체계적인 성교육 프로그램을 마련해야 한다.

우리들 노인 세대는 "크면 다 알게 돼."라는 말이 성교육의 전부였듯이 성의 황무지에서 자라면서 지금에 이르렀다. 4~5남매를 낳아 번듯하게 성장시킨 70대의 성공한 남성들이 부부간에 키스 한 번도 제대로 못 하고 살아 왔다는 게 우리네 현실이다.

성은 감추고 쉬쉬하면서 뒷구멍에서 쑥덕거리는 농담의 대상이 아니다. 진지하고, 과학적이고, 의학적이고, 감성적이고, 낭만적이고, 역동적인 한 인간의 생명력의 솔직한 표현이며 사랑의 대화인 것이다.

세상에서 가장 즐거운 놀이

같이 한다. 주고받는다. 밀고 당긴다. 가난해도 성생활 성공으로 다산多産의 행복을 누린 흥부 내외가 박 타듯 그렇게 한다.

혼자 뛰어서는 아니 된다. 혼자 놀아서도 아니 된다. 같이 뛰고 함께 놀아야 한다.

그러자면 공부해야 한다. 알아야 한다. 알아야 그것도 더 짜릿하게 한다. "크면 다 알아."는 이제 옛말이다. 호랑이 담배 피던 시절의 잠꼬대이다.

알면 당당하다. 당당하면 요구하고 배려한다.

성행위는 몸으로 하는 가장 진실한 사랑의 대화이다. 귀엣말의 은밀한 속삭임은 동굴 탐험을 더욱 황홀하게 한다. 적당한 신음소리의 추임새도 흥을 더한다.

'신비의 샘'은 생명의 근원이다. 우주 생성이 여기서부터 시작되어 피어난다.

오줌을 한 번에 시원하게 보지 말고 찔끔찔끔 나누어 보는 괄약근 운동을 하루에 수십 차례 하고, 아기를 낳듯 힘을 주었다 뺐다 하는 동작을 반복해보라. 그리하면 '신비의 샘'이 '행복 출발'의 기름진 영토로 새롭게 태어날 것이다.

영토 점령이 낯설다 하여 "발칙하다. 의심된다" 못나게 날 세우지 말고 찬양하고 격려하여 평생 현역으로 살 수 있는 '부부행복의 터' 되게 다져간다.

처음부터 재미나게 시작한다. 많이 모자라는 것처럼 낄낄거리고, 시시덕거리며 놀이처럼 주고받고, 밀고 당긴다. 잠자고 있는 내 안의 우주에 불을 지펴 뜨겁게 뜨겁게 달구어 간다. 알몸의 근엄은 웃기는 일이다. 성 학자들도 이 부분을 '전희前戲'라 하여 공들일 것을 권한다.

바로 이 순간 하나다. '하늘'도 '땅'도 없다. '너'와 '나', 둘도 아니다. 하나의 고귀한 생명체일 뿐이다.

'밀고'로 시작했으니 확실한 '당김'으로 '알집'을 시원하게 비워내야 한다. 씩씩한 '대장군'의 근본根本이자 진지陣地이기 때문이다. 부부가 행복해야 가정도, 나라도, 우주도 평화롭다.

사람 삶의 모든 길은 성性으로 통通한다.

다양한 즐거움을 추구한다

탱탱한 발기, 거침없는 삽입, 활기찬 운동, 명쾌한 발사와 사정. 우리 모두가 알고 있는 섹스의 정식 코스이다. 그러나 삽입만이 섹스의 전부는 아니다. 정식만 고집하다가는 영양실조가 되기 십상이다.

때와 형편에 따라 다양하게 활용할 수 있는 메뉴를 개발하고 기술을 익혀서 성생활 편식을 막아야 한다. 성생활 편식은 부부 불화와 가정 파탄의 원인이 되기도 한다.

사랑스런 귀엣말의 속삭임, 감미로운 입맞춤, 힘찬 포옹, 부드러

운 스킨십, 뜨거운 애무, 능숙한 자위, 이 모두가 훌륭한 성행위
이다.

　사랑의 완성을 표현하는 성교는 사랑의 감정―성적 감흥―짜릿
한 자극―찬란한 흥분―황홀한 절정―고요한 침묵의 사랑 공유
―의 과정으로 이루어진다.

　'발기' 는 이 과정의 한 부분일 뿐이다. 그것에 목숨 걸 필요는
없다. 자발적 발기가 미흡할 때는 부부가 서로 협력하면 명쾌한
지경까지는 아니어도 시원하게는 할 수 있다. 그것이 천상천하 유
아독존인 부부의 힘이다. 부부가 힘을 합해서 못 할 일은 이 세상
에 아무 것도 없다.

　이 없으면 잇몸으로 산단다. 한쪽 문이 닫히면 다른 한쪽 문을
열어 주신단다. 한 가지만 고집하지 말고 할 수 있는 방법을 다 동
원해서라도 세상에서 제일 행복한 커플이 되자. 오럴 섹스도 그
하나라는 것을 명심한다.

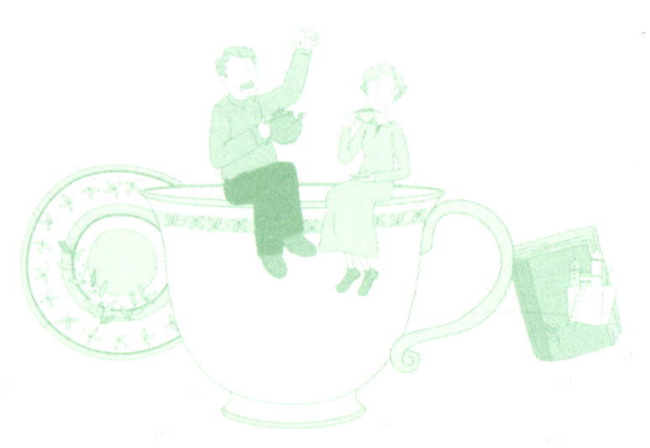

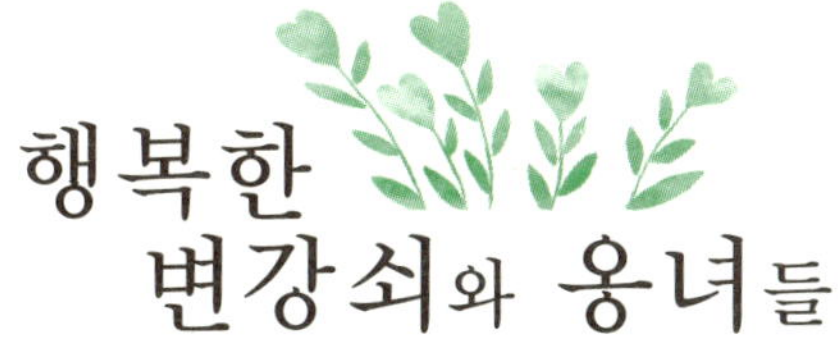

행복한 변강쇠와 옹녀들

교장 선생님 부부의 산뜻한 성생활 전략

내 친구 동료 부부의 향기로운 이야기이다.

하얀 봉투 속 두툼하고 빳빳한 신권 지폐 열 장 생각만으로도 군침이 돈다. 젖꼭지의 짜릿함처럼 울렁증이 치민다. 귀뿌리의 따끈함처럼 신열이 난다.

"퇴계 선생님! 신사임당님! 잠깐만요. 그 자리는 대왕님 세종이십니다."

정기적 사랑 나눔 월 2회. "수고했어." 하는 귀엣말과 함께 넌지시 쥐어 주는 사랑의 증표, 비단 금金이다. 세상 다 감싸고도 넘치는 색다른 향기다. 진부한 일상에서의 신선한 탈출이다. 아름답게 사는 그런 이웃이 있음에 우리는 행복하다.

'용맹의 백호' 해맞이를 위해 짝꿍 어르신과 만났다. 향기는 널리 널리 퍼져 다같이 공유해야 한다. 친구한테서 들은 '산뜻한 전략'을 아카시아 꽃잎에 싸서 짝꿍에게 은근하게 건넸다. 즉각 화답和箚이 돌아와 안겼다.

새해맞이 복금福金이라 하지만 틀림없는 우렁찬 대장군 나팔소리의 여운餘韻이렷다.

영혼이 맑은 사람은 향기에 민감하다. 지금 현장에서 검증된 사실이다. 기발한 발상은 삶의 청량제이다.

행복 생성, 삶의 기발한 아이디어에 빨간 인주 도장 콱 찍어서 널리 널리 알리고 싶다. 영혼이 맑은 사람들이 가득한 행복한 가정, 사회를 꿈꾸며 교장님 부부의 강령을 기원한다.

예쁜 형님 내외분의 알콩달콩 이야기

"아침 들었어?" 하고 이웃에 사는 형님이 물으신다. 아니라고 대답하자 기다렸다는 듯 이렇게 말씀하신다. "조금만 기다려. 토란국 먹이고 싶어서."

'먹이고 싶어서', 이 말 한마디에 난 금방 무너진다. 정말 고마운 일이다. 새로 만든 반찬을 남편분께서 드시고 맛있다 말씀하시면 시도때도 없이 싸들고 오시는 예쁜 우리 형님. 연고라고는 강아지 한 마리도 없는 생면부지인 이곳에 이사 와서 등 대고 정 붙여 살고 있는데, 아주 오래 전부터 이웃사촌으로 살아온 것처럼 따뜻하다.

나와 마찬가지로 자녀들은 모두 도시로 나가고 남편과 단둘이 살고 계신데, 내가 '오라버니'라고 부르는 남편분은 정원 가꾸는 솜씨가 전문가 못지않다. 그런데 형님한테는 풀 한포기 손도 못 대게 하신다. "손 거칠어져서 안 돼."라고 말씀하시면서. 바둑에, 고스톱에, 수영에, 여행에 취미도 다양하고 고급스럽다. 전혀 시골 양반들 같지 않다.

매달 세 사람이 함께 외식을 한다. 약속이다. 오라버니나 내가 식사비를 낼 때는 오라버니 차 타고 멀리 나가 식사도 하고 분위기도 살린다. 그 대신 예쁜 형님은 집에서 솜씨를 발휘하는데, 기분 내키면 수시로 셋이 모여 한잔씩 거나하게 걸치고 헤어지기도 한다.

70대 중반에 놓인 그분들과 함께 있으면 생기가 돋아나고 향기가 묻어난다. 성생활이 행복한 사람은 매력이 흘러넘치고 다른 사람을 아름답게 변화시킨다. 하루도 그냥 넘기는 법이 없다고 한다.

오라버니 내외를 만나러 갈 때는 옷걸이에 걸린 옷이 몇 벌씩 내려앉는다. 그만큼 신경이 쓰인다. 워낙 두 분 차림새가 아름답고 고와서 같이 다니면 칠십이 멀지 않은 나이인데도 어깨가 으쓱해진다.

"향수 가게를 자주 드나드는 사람한테는 향수 냄새가 난다."라는 말이 있듯이 나도 그분들을 닮고 싶다.

내 친구 짝꿍이 젊어 보이는 비결

내 친구 이야기다.
일주일 주기로 2회 이상이던 것이 5일 주기로 바뀌었단다. 내 친구 남편분은 칠순을 재작년에 넘겼는데, 흰머리 다섯 개 정도를 찾으려면 머리 전체를 헤집어야 한다. 한마디로 청년 노인이다. 활기차고 유연하다. 내 친구 짝꿍만 아니면 침 묻히고 싶은 멋쟁이다.

주 2회 등산과 사랑의 운동으로 단련된 허벅지는 탱탱하고 힘이 넘친다. 내 친구는 더 놀랍다. 육십 중반인데 피부가 복숭아 빛이다. 얼마 전에 경로우대증을 받을 때였다. 절차를 밟아 개찰구로 가는데 관리 직원이 불러세우며 이렇게 말했다.

"아주머니! 젊으신 분이 왜 경로우대증을 사용하세요? 양심도 없이."

내 친구는 어이가 없어 시치미를 뚝 떼고 말했다.

"나 말이에요?"

"그럼 누구보고 말했겠어요?"
"내가 그렇게나 젊어보이유?"
내 친구는 주민등록증을 직원 코앞에 들이밀었다.
"잘 봐요. 내 나이가 몇인지."
직원은 주민등록증의 생년월일을 보고 깜짝 놀랐다.
"헉! 이 나이에, 어떻게 이렇게 젊으세요? 아무튼 죄송합니다."
이 작은 소동은 이렇게 일단락되었다.

일주일에 적어도 3번 성관계를 갖는 부부들은 2번 관계를 갖는 부부들에 비해 10년 정도 더 젊어 보인다. "섹스로부터 얻는 즐거움은 젊음을 보존하는 데 가장 중요한 요소다."라는 연구결과도 발표되었다.
성생활이 행복한 사람은 성격도 좋다. 여유가 있고 안정적이다. 그리고 이웃에 대해 수용적이고 봉사적이다. 그런 내 친구가 예쁘고 자랑스럽다.

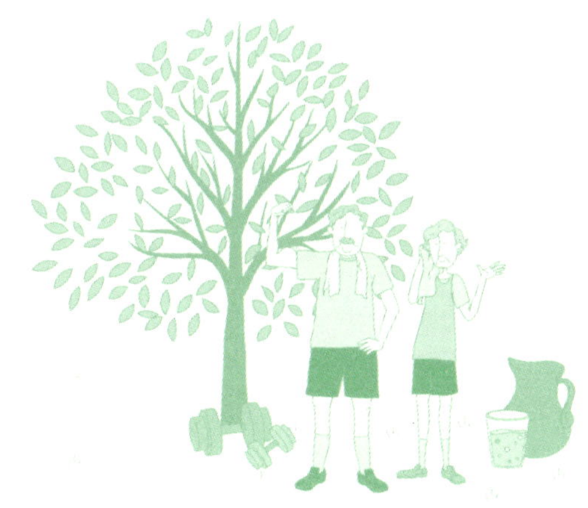

더블 띠동갑 잉꼬부부의 '사랑의 젤' 이야기

남편은 48세, 아내는 24세에 결혼한 잉꼬부부 얘기다. 24살 차이니 그냥 띠동갑이 아니라 더블 띠동갑이다. 꽃띠에 처음 만나 짜릿하게 알콩달콩 살며 예까지 온 이들 부부는 남편이 이제 80세이고 아내가 56세이다.

예나 지금이나 사랑 전선엔 이상이 없다. 오히려 오랫동안 단련되고 성숙된 사랑의 하모니는 순간 순간이 절정이다.

다른 친구들에 비해 조금 늦은 고2부터 시작한 생리는 한 치의 오차도 없이 작년 말까지 생산 능력을 딱딱 증거하더니 올 초부터 달거리 몇 번에 아예 싹 끝나 버렸다. 한 마디로 번식 후기에 접어든 것이다. 예상은 하고 있었지만 중요한 것 하나를 잃어버린 것 같은, 무엇이라 딱 꼬집어 낼 수 없는 묘한 감정인 것만은 틀림없다.

그런데 그보다 더 큰 변화는 신비의 샘에 이상이 온 것이다. 샘물이 잦아들기 시작한 것이다. 사랑하는 이의 생명을 품고 환희의 여정을 함께 떠나기엔 적지 않은 고통을 감내해야 했다.

둘이 의논하고 합의를 봤다. 질에서 나오는 애액과 똑같은 수성 젤을 사용하기로 했다. 그 덕분에 더블 띠동갑 잉꼬부부의 애정 전선엔 이상이 없다.

산소 호흡기 떼고 죽음 각오한 '섹스' 이야기

'뇌 병변 장애'가 있는 다케다 요시조 씨(69세)는 산소 호흡기를 달고 다니는 1급 신체 장애인이다. 그는 목에 구멍을 뚫어 산소를 공급받는다. 요양원의 간호사에게 사랑을 느꼈지만 20년 동안 고백을 하지 못했다.

그는 간호사가 죽은 뒤 장애인 연금을 모아 1년에 한 번씩 성적 마사지을 제공하는 윤락업소를 찾는다. 이때는 생명보호 장치인 산소 호흡기를 떼어 놓는다. 목숨을 걸고 성욕을 해결하는 것이다.

"이러다 죽을지도 모르지만 그만둘 수는 없어요."라고 그는 말한다. 왜냐하면 자신이 살아있다는 증거이기 때문이다.

위 이야기는 일본의 프리랜서 작가 가와이 가오리가 쓴 『섹스 자원봉사』에 나오는 실제 사례이다.

성은 인간의 기본적 욕구이자 건강과 삶의 질에 직접적 영향을 미친다. 그러나 우리 사회는 장애인이나 노인들을 탈성적脫性的 존재로 여기는 편견이 뿌리 깊이 박혀있다.

선진국은 무역 규모와 1인당 국민소득으로만 결정되는 게 아닌 것 같다.

100세 어르신의 이야기 "그냥 두지는 않을 것이다."

"어르신! 지금 잠자리에 여자가 옆에 있다면 어떻게 하시겠습니까?"

올해로 100세인 한 어르신께 여쭈어 봤더니 이런 서슴없는 대답이 돌아왔다.

"그냥 가만히 두지는 않을 것이다."

'늘 살아있구나.' 하는 생각이 들었다.

희망이 강물처럼 흐른다는 강원도 강촌마을에 친구랑 엊그제 다녀왔다. 아침 일찍 구곡폭포에서 내려와 느티나무 가든 야외 벤치에서 아침 산책을 나오신 그 어르신을 만났다. 친절한 여사장이 어르신께 대접하려고 내온 동동주를 한 잔씩 마시면서 대화를 나누었다.

"어르신. 사시면서 제일 힘든 게 무엇입니까?"

"외롭고 고독함이 제일 참기 어렵지요."

낮에는 그럭저럭 마을 회관에서 지내는데 잠이 줄어서 하루 5시간이면 끝이란다. 새벽에 일어나면 책을 주로 보는데, 작년까지는 돋보기를 안 쓰고 봤지만 지금은 쓰신단다. 83세에 할머니가 돌아가시고 10년간은 여자가 있었는데, 그분도 10년 살고 돌아가셨단다. 손끝을 움직이고 몸이 따뜻한 로봇이라도 곁에 놓아 드리면 좋겠다는 생각을 했다.

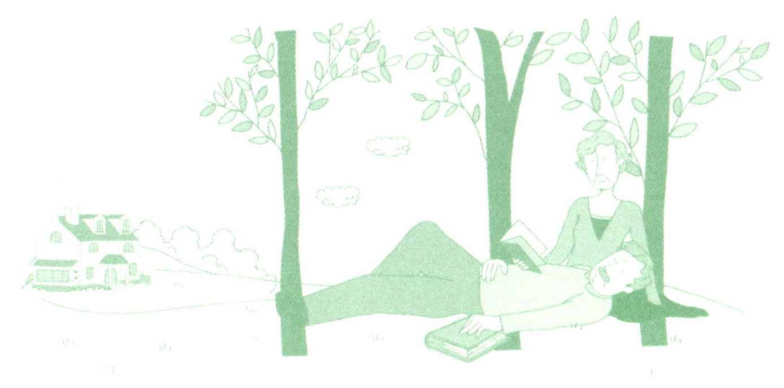

장수가 축복이고 노년이 행복하려면
자립적이고 당당한 삶이 무엇보다 중요하다.
자립적이고 당당한 삶을 살기 위해선
신체적 자립이 중요하며 이는 건강이 뒷받침되어야
가능한 일이다.

6부

나이듦에 대하여

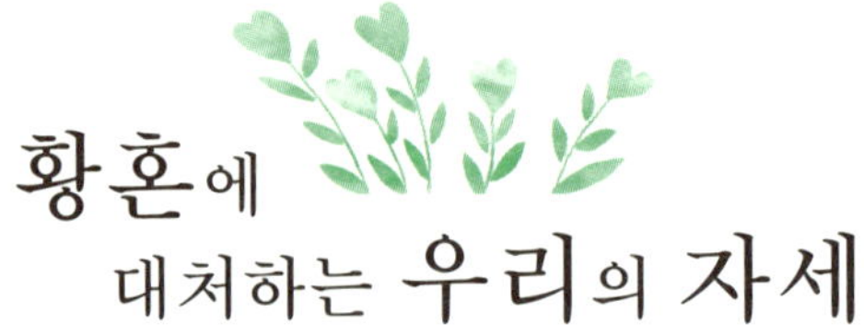

황혼에 대처하는 우리의 자세

장수, 축복이게 하소서

　　　　　　　　장수가 이 시점에서
축복이라 말할 수 있을까? 9988234, 말 그대로 99세까지 88하게
살다가 2~3일 앓고 4일만에 죽는다는 것인데, 9988234가 우리 노
년들의 소원이란다. 꿈도 크다.

태어나서 키워지고 길들여져 살아지는 인생 30여 년. 삶의 중심
에서 번식하고 생산하고 역사 창조의 주역으로서 살아가야 하는
고단한 인생 30여 년. 우리 부모님 세대에서는 회갑만 지나면 당
신 몫 다 살았다고 조용히 뒤로 물러나 그럭저럭 소일거리를 찾으
며 인생을 정리해 왔다.

친정 아버님께서도 회갑잔치 끝에 자손들을 다 모아놓고 이렇

게 말씀하셨다.

"나는 복이 많아 내 몫 다 살았다. 앞으로 사는 것은 덤으로 사는 것이니 '보약(인삼이나 녹용 같은 것)'은 절대 먹지 않겠다. 그리 알아라."

그러나 이제는 한 세대의 골칫거리가 될 만큼 저출산과 장수에 따른 '노인 문제'가 심각한 사회문제로 대두되고 있다. 솔직히 말해서 '노인 문제'를 자꾸 문제라고 하면 왠지 짐 되는 것 같고, 빌붙는 것 같고, 걸근대는 것 같아 초라해지고 기분 더럽다.

해방 이후 6.25와 보릿고개, 농업사회에서 산업화사회로의 전환 과정에서 땀 흘린 대가도 누리기 전에 정보화사회로의 급격한 변화는 우리 노년을 사회 부적응 세대로 전락시켰고, 정보의 청맹과니로 만들어 버렸다.

그렇다고 그 문제가 모두 우리 노인들 탓이겠는가? 생노병사生老病死는 인간의 힘으로는 어쩔 수 없지 않은가? '노인 문제'를 노인들만의 힘으로 해결할 수 없다. 노력을 하면 보탬은 되겠지만 근본적인 대안이 있어야 한다.

준비되지 않은 노년! 축복이 아님을 우리는 너무 가까운 곳에서 너무 많이 보았다. 사회생물학자인 최재천 교수가 쓴 책,『당신의 인생을 이모작하라』를 읽어 보니, 고령화사회에서 노인 문제를 해결할 수 있는 아주 훌륭한 대안이 제시돼 있어 개인적으로 고맙고, 주제 넘는 소리지만 안심이 된다.

사회적, 국가적으로는 그런 훌륭한 학자가 우리 곁에 있어 축복이 아닐 수 없다. 최 교수의 대안을 간략하게 간추리면, 너무도 빠르게 진행되는 고령화를 멈추거나 상당히 늦추어 번식 후기, 즉 우리 노년 시대의 풍요로운 삶을 위해 양육·보육·교육 환경의 획기적인 개선으로 출산 안전 기반을 적극적으로 마련하자는 것이다. 또한 여성 인력을 적극 활용해 필연적으로 도래할 '여성의 세기'를 현명하게 맞이하자는 것이다. 참으로 공감이 간다.

장수 노년의 아름다움을 위하여

나이 들어 아름답기는 어려운 사회지만, 장수 노년의 아름다움은 하루아침에 되는 것이 아니다. 일찍부터 준비하면 이룰 수 있는 실현 가능한 것이다.

장수의 기준은 의학적으로 85세 이상을 장수인이라고 한다. 85세는 장수의 터닝포인트이다. 사망률도, 질병도 85세 이상에서 낮아진다. 90세는 되어야 장수로 친다.

그렇다면 장수의 비결은 무엇일까? 첫째는 선택할 수 없이 타고나는 것으로 유전자, 성性, 성격 등이다. 둘째는 사회 또는 국가가 노력해야 할 사회보장과 의료혜택이며, 마지막으로 셋째는 본인이 노력해야 할 것으로 운동, 영양, 관계, 참여라는 4가지 항목이 있다. 이중 한 가지가 부실하면 나머지 세 가지라도 충분해야 한다고 강조한다.

운동은 매회 30~60분간 규칙적으로 하는 것이 좋다. 영양에 있어서는 소식보다는 충분한 영양 섭취가 필수적이다. 관계에 있어서는 부부, 가족, 이웃, 친구 관계를 잘 유지하며 살아간다. 성실하고 외향적이고, 개방적인 성격이 관계를 잘 유지한다. 장수인에게는 쉼표가 없고 항상 움직이는 진행만 있으며 참여가 중요하다. 남을 위해 남과 함께 움직인다. 품앗이가 대표적인 참여 활동이다.

서울대 노화고령사회 연구소 박상철 소장은 장수비결로 '하자行之', '주자與之', '배우자習之'를 강조한다. 항상 무엇이든 하고, 주고, 배우려면 사회 속에 참여하고 있어야 한다.

특히 지적 호기심에서의 독서 습관은 노년을 교양 있고 품위 있게 하는 아름다움의 필수 덕목이다. 엊그제 춘천에서 만난 100세 어르신이 아름답게 보였던 것은 독서를 생활화하고 당신 삶의 정체감이 뚜렷하여 한 치의 흐트러짐도 없는 긴장감과 "지금도 여자가 옆에 있으면 그냥 두지는 않을 것이다."라고 말하는 왕성한 생명력 때문이다. 외모가 정갈하고 깔끔하시고, 때때로 잘 접힌 손수건을 주머니에서 꺼내 눈물을 찍어내고, 입 주위를 조심스럽게 닦아 내던 모습에서 장수 노년의 아름다움을 보았다.

100세 어르신과 '전화 동무' 하기로 하고 헤어졌다. 그 후로 일주일에 두세 번씩 전화를 주고 받는다. 일방적 통화는 절대 금기다. 외롭고 고독한 노년의 말동무 차원이다. 오늘은 내가 전화할 차례인데 마을 회관이라고 하시면서 오후에 어르신께서 전화를 하셨다.

"그냥 궁금해서⋯." 라고 말씀하셨다.

그 연세에도 호기심과 감수성을 잃지 않고 사시는 것이 장수의 비결인 듯하다.

신노인문화 창조의 주역이 되자

'신노인문화新老人文化' 란 은퇴 후의 삶을 새롭게 창조하는 세대로서 우리 노년의 삶이 확실하게 드러나는 확보된 영역을 말한다.

신노인문화를 이끌어가는 세대는 첫째, 내가 원하는 진정한 삶이 무엇인가를 잘 알고 있다. 젊었을 때는 돈, 명예, 사회적 지위 등을 추구하며 살았지만 이제는 주로 내면적인 만족을 추구한다.

둘째, 이들은 모두 정신적인 젊음을 유지하고 있다. 그러기 위해서 그들은 호기심, 웃음, 명랑성, 상상력을 발휘하여 능동적인 삶을 살고 있다.

셋째, 젊었을 때는 다른 사람들을 위해 살아왔으니 이제는 자기 자신을 위해 살아도 이기적이라는 지탄을 받지 않는다는 것을 잘 알고 있다.

넷째, 그들은 은퇴 후에도 일을 계속하고 있다.

다섯째, 가족이나 친지 외에 더 많은 사람들과 교류하고 베풀면서 거기에서 행복을 느끼는 사람들이 많다.

여섯째, 사람은 누구나 죽는다는 것을 잘 알고 있다. 그래서 항상 죽음에 대한 준비를 하고 있다.

신노인문화 창조란 우리 노년의 삶이 확실하게 드러나는 영역을 우리가 주체가 되어 확보하는 것이다. 신노인 세대들의 마음가짐은 이미 신노인문화 창조의 문턱에 올라서 있다. 신노인 세대가 추구하는 이상은 내면적인 만족, 능동적인 삶, 자아 실현, 여가 선용, 폭넓은 교류를 통해 행복을 추구하는 것이다. 그러면서도 죽음 대비에 철저하다.

이런 신노인 세대들의 이상과 감정을 품어 내어 한 세대의 삶이 확실히 드러나는 문화로 정착되기 위해서는 우리들이 풀어야 할 과제가 너무 크고 복잡하다. 장수가 축복인 그날을 위해서 신노인문화 창조의 주역이 되자.

자립적으로 당당하게 산다

장수가 축복이고 노년이 행복하려면 '자립적이고 당당한 삶'이 무엇보다 중요하다.

자립적이고 당당한 삶을 살기 위해선 첫째, 신체적 자립이 중요하며 이는 건강이 뒷받침되어야 가능한 일이다. 늘 몸을 부지런히 움직이고 자신에게 맞는 운동을 규칙적으로 해야 한다. 자세도 반듯하고 꼿꼿하게 유지해야 하며, 걸을 때는 어깨를 쫙 펴고 당당하게 걷는 것이 좋다. 주머니에 손을 넣고 걷는 것은 낙상의 위험이 있으므로 삼간다.

둘째, 경제적 자립이 중요하다. 부모의 노후 대책을 자식에게만 의존해서는 안 될 일이다. 효도라는 미명하에 자식들한테 기댈 생각은 안 하는 것이 좋다. 만일의 경우를 대비해 꾸준히 저축을 해야 하며 자신만을 위해 당당하게 쓸 수 있는 비상금을 마련하는 것이 좋다. 노년에도 경제활동을 적극적으로 하면 더 좋다.

셋째, 사회적으로 당당하게 살아야 한다. 노인 세대는 지나간 역사의 생생한 목격자이자 체험자, 증언자 역할을 할 수 있다. 또한 젊은 세대의 안내자, 상담자, 조언자 역할에도 충실해야 한다. 사회 참여에 적극적이고, 능동적이되 지지하고, 지켜보고, 기다려주는 자세가 필요하며 인사, 감사, 봉사, 헌사하는 것으로 족하다. 있는 것 다 풀어 베풀면 베푼 만큼 당당하고, 또 채워진다.

넷째, 문화적으로 풍요롭게 산다. 그리고 내리사랑의 순 공급관계를 청산하고 부모·자식간에도 수평적 관계를 유지한다. 세대 통합과 문화 공유, 문화 창조의 주역으로서 항상 바쁜 젊은 세대를 안내하고 이끌어 문화 향유의 모델이 되어야 한다.

특히 혼자 즐기는 문화생활은 필수다. 그림 그리고, 글 쓰고, 도서관 드나들며 책과 친구 되고, 여행 다니고, 각종 문화행사에 예쁘게 떨쳐입고 가서 적극적으로 참여한다.

다섯째, 감성적 매력을 단련하고 유지한다. 매력이 경쟁력이다. 절대 긍정적 매력을 단련하고, 미美와 성性의 감각을 항상 유지하도록 노력한다. 그것은 생명력生命力이기 때문이다.

여섯째, 누구를 막론하고 어디서나 사랑하는 '또또 사랑' 을 실천한다.

역동적인 노년의 삶을 물려주자

일본에는 '신노인회' 가 있다. 일본의 최고령 현역 의사 히노하라 시게아키日野原重明 박사가 출범시킨 조직으로 75세 이상은 '시니어 회원', 60세 이상은 '주니어 회원', 20세 이상은 '서포트 회원' 으로 구성되어 있다. 시니어 회원이 앞장서고, 주니어 회원이 그 뒤를 따르며, 나이가 젊은 서포트 회원이 선배들을 자신의 미래의 삶의 모델로 삼아 활발한 삶의 에너지를 얻어가기 위해 노력하는 조직체다. 우리나라의 가족 형태와 비슷하게 1~3 세대가 유기적인 관계를 맺으며 고령화사회의 문제점을 미래지향적으로 보완해 가는, 본받을 만한 사례다.

이 '신노인회' 에는 세 가지 삶의 방식과 하나의 사명이 있다. 세 가지 삶의 방식 중 첫째는 '서로 사랑하자' 이다. 둘째는 '창조적으로 살자'는 것으로, 지금까지 해본 적 없는 일을 새롭게 시작할 때라고 강조한다. 셋째는 '인내하자' 이다. 고난을 견디고 인내함으로써 감성이 풍부해지고 나보다 불행한 누군가를 지탱해 줄 수 있게 된다.

세 가지 삶의 방식 외에 하나의 사명은 바로 '평화' 이다. 이와 같이 살아가면서 다음 세대를 짊어질, 전쟁을 모르는 세대에게 생명의 소중함을 일깨워주고 세계 평화에 이바지하는 것이 사명임을 스스로 깨달아야 한다.

65세를 노인으로 정의한 것은 50년 전 UN에서 가맹국의 만 65세 이상의 성인을 '노인' 이라 불렀던 것이 지금에 이르렀다. 그러나 평균 수명의 연장으로 이제 우리나라에서도 '노인' 의 정의 변경이 불가피한 시점에 놓여 있다. 보건복지가족부가 60세 이상 15,000명을 대상으로 조사했더니 "70~74세는 돼야 노인이다." 라는 의견이 51%를 차지했다고 한다.

생산적인 활동이 충분히 가능한 세대를 '노인' 이라는 이름으로 주저앉혀서 복지정책이란 미명하에 전철을 그저 시간 때우기 장소로 만들어 버리는 행태는 하루빨리 시정되어야 한다.

우리 노년 세대가 앞장서서 현재 65세의 노인 혜택을 반납하고 '장수 백세' 시대의 축복을 대비하는 더 적극적이고 역동적인 삶의 방식을 창조해 후손들에게 물려줄 것을 제안한다.

다음 세대를 위한 배려

출산은 신이 내린 것이라 어쩔 수 없다 치더라도 양육·보육은 여성의 사회 활동을 가로막는 일종의 족쇄라 해도 과언이 아니다.

지금은 많이 나아졌다고 하지만 우리 세대가 애 낳아서 키울 때만 해도 양육·보육 여건은 말할 것도 없고, 출산 환경은 가히 동물적 수준에 머물러 있었다.

내 경우만 해도 아들 생일은 2월 2일이고, 그 밑에 막내딸 생일은 2월 13일이다. 겨울방학 다 보내고 하필이면 개학날에 딱 한 달 주는 산후조리 휴가인데, 학년이 끝나는 2월에는 대체 교사도 없다. 아들 낳았을 때 26일, 딸 낳았을 때 15일 정도의 살인적인 산후조리 휴가를 받았지만 마음은 늘 좌불안석이었다. 학년 말 그 북새통에 보결수업이라는 안이한 행정절차에 어린 학생들을 맡기고도 맘 편할 교사는 아무도 없었다.

그러나 새 학년이 시작되는 3월에는 출산 후유증으로 몸이 퉁퉁 부어 있어도, 피를 줄줄 흘려도 출근해서 아이들을 가르쳐야 했었다. 그때만 해도 아이 낳지 말자는 생각은 꿈도 못 꿨다. 진작 우리 세대 여자들이 무출산 운동으로 '사회문제'를 일으켰다면 최 박사 같은 분이 더 일찍, 더 많이 탄생했을 텐데 말이다.

과거에 우리가 이랬으니 너희도 똑같이 겪어보라는 한풀이 차원에서가 아니라, 다음 세대를 위해 더욱 발전적이고 미래 지향적인 대안을 고민하며 해결 방법을 모색하는 것이 어른답지 싶다.

대접 바라지도, 받지도 않는다

40여 년간 공직에서 대접 받고 살아오다가 퇴직을 하고 물러나 있을 때 가장 적응이 안 되는 것이 한마디 말도 영슈이 서지 않는 것이었다. 그때 여기저기 평생교육원을 찾아다니며 성공적으로 나이 들어가는 방법을 공부했다. 그 때 배운, 미국의 심리학자 시세로의 말은 내 삶의 깃발로 삼기에 충분했다.

"성공적 노년이란 내 영역을 지배하고, 내 권리를 유지하며, 아무에게도 종속 또는 의존하지 않는다."

바라다 마음 상한다는 말이 있듯이 대접은 바라지도, 받지도 말아야 한다. 그렇게 하다 보면 마음 상할 일도 없어진다.

노년의 삶을 위한 9가지 지침

상호 의존, 또는 종속되지 않고 자기 삶을 주체적으로 살아가려면 제 몫 다하고 제자리를 지키며 독립적인 상태에서 공존·공생해야 한다. 그러자면 몇 가지 지침을 정해놓고 자기 자신을 항상 긴장시키며 단련하는 것이 좋다.

첫째, 나이 들면 일상의 관심과 애착을 줄이고 몸과 집안과 환경을 깨끗이 해야 한다. 오래되고 잡다한 물건들을 과감히 버리거나 주위 사람들에게 나눠주는 것도 좋다. 신변 소품은 늘 새로운 것으로 바꿔 기분을 새롭게 한다.

둘째, 나이 들었어도 몸단장을 곱고 아름답게 한다. 옷은 단정하고 아름다운 것을 골라 때맞추어 입되, 자신의 패션 감각을 살려서 자기만의 스타일을 갖는 것이 좋다.

흰머리가 늘어가면서 머리숱이 적어지고 모발이 약해져서 머리 모양을 내기가 쉽지 않은데, 이 경우 모자 쓰기를 권하고 싶다. 여러 가지 모자를 준비해놓고 철 따라 때맞춰 멋지게 코디하면 노년의 삶이 한결 멋스러워진다.

셋째, 할 말만 꼭 한다. 입은 닫을수록 좋고 지갑은 열수록 좋다. 어디서나 꼭 할 말만 하고 비판보다는 덕담을 많이 한다. 짧고도 지혜로운 말이나 유머 한마디는 남을 즐겁게 한다.땅에 떨어져 묻혀버리는 말은 절대로 하지 않는다.

넷째, 취미를 갖고 낭만적인 생활을 한다. 늘 꿈꾸고 사랑하여 감성과 희망을 가지고 살면 언제나 청춘이다. 집 밖에서 이루어지는 각종 문화행사에 부부끼리, 친구끼리, 연인끼리 멋있게 차려입고 품위 있게 적극적으로 참여하면 노년문화 창조의 주역이 된다.

다섯째, 평생 공부하며 산다. 배움에는 제한이 없다. 항상 배우는 자세로 깨어있는 삶을 살자. 도서관을 가까이하자. 이동도서관 이용도 좋다. 인터넷 정보 활용이 능숙하면 연애도 잘되고, 향기롭고, 있어 보인다.

여섯째, 자기 몫 다하며 당당하게 산다. 돈이든 일이든 제 몫을 다한다. 돈과 인심은 먼저 써야 존경과 환영을 받는다. 내가 하기 싫은 일은 남에게 미루지 말자. 언제나 남의 대접만 받고 무임승차 하려는 근성은 품위 있는 어른답지 못하다.

일곱째, 젊은 사람들을 대접하며 산다. 우리가 젊어서 그랬듯이 젊은이들은 참으로 힘들다. 그들을 위해 부득이한 일이 아니면 출퇴근 시간에 외출은 삼간다. 또 하나, 항상 걷기 운동을 해 다리 근력을 키워 버스나 전철에 타자마자 기웃거리며 빈자리를 찾지 않는다. 우리는 금방 집에 가면 앉거나 눕거나 쉴 수 있으니까 자리는 되도록 힘든 젊은이들에게 양보한다.

여덟째, 욕심 부리지 말자. 욕심을 버리면 멋있어지고 마음을 비우면 세상이 밝게 보인다. 인생을 달관하면 마음의 평화와 건강을 누리게 된다. 특히 먹는 것 하나만 욕심 부리지 않아도 최소한의 품위는 갖출 수 있다.

아홉째, 노년의 이성 파트너는 필수다. 부부가 함께라면 금상첨화다. 부부 관계로는 이제까지 신물 나도록 했으니 이제부터는 애틋하고 짜릿한 애인과 연인으로 삶의 전략을 바꿔보자. 상대를 이성으로 보고 돈도 팍팍 써본다. 안 하던 애교도 부려본다. 있어도 못 누리는 것은 자기 못난 탓이다.

현재 독신이면 복 받은 노년이다. 새로운 이성파트너가 줄 서 있으니 잘 고르면 서로가 재미있는 놀이 대상이 될 수 있다. 무료하고 답답하게 살지 말고 신바람 나게 살다가 호기롭게 간다.

공부하는 실버는 아름답다

맵시 있게 차려입고 깜찍한 배낭에 물병 하나 꽂아 메고서 도서관으로, 서점으로 줄서서 드나든다. 친목 모임도 북 카페에서 품위 있고 세련되게 하고, 도서관 로비에서 속삭이듯 담소한다.

조상의 신성한 위패를 모신 종묘공원을 교육의 장으로 돌려주어 "우리가 물이라면 샘이 있고, 우리가 나무라면 뿌리가 있다."라는 근본을 배우게 하자. 독립만세를 부르던 피맺힌 역사의 현장인 파고다공원은 "용서는 하되 잊지는 말자."는 다짐의 장으로 돌려주고, '신노인문화' 창조에 앞장서는 이 시대의 주역이 되자.

엊그제는 항상 다니는 도서관에서 '도서구입 희망목록'을 작성, 제출하라고 해서 '노년의 성과 사랑'에 관한 책 목록을 냈더니 직원들이 의아한 표정을 지었다. 그래서 차근차근 잘 설명을 하고 도서구입 계획에 넣겠다는 승낙을 받았다.

늘 공부하고 창조적인 일에 도전하는 노인은 신노인문화 창조의 주체가 된다. 언제 어디서나 힘 있고 대접 받는 것은 자신의 태도와 노력 여하에 달려 있다.

골목에 호랑이 할아버지를

"뉘 집 자식이냐?"와 "뉘 집 자제냐?"는 큰 차이가 있다. '자식이냐, 자제냐'에서 이미 상황은 결판나고 있는 것이다. 이 말에서 의미하듯 옛날에는 동네의 골목 골목에서 '자식이냐, 자제냐'로 사회 교육이 이루어졌다.

그 동네에 호랑이 할아버지 한 분만 계셔도 마을에는 질서가 잡히고 젊은이들은 어른들을 알아보는 예절이 갖춰져 갔다.

시대가 변하면서 예의범절이 훌륭한 '뉘 집 자제냐' 는 말과, 버릇없고 망나니 같은 '뉘 집 자식이냐' 는 말을 구별하고 훈계할 호랑이 할아버지가 골목에서 사라져 버렸다. 그래서인지 온 세상이 버릇없는 아이들 판이 되어 버렸다. 어디를 가도 아이들 세상이다.

골목에서만 어른들이 사라진 게 아니다. 가정에서도 이미 어른들이 설 자리는 없다. 입맛도 아이들에게 맞추고 집안 분위기도 아이들을 위한 것뿐이다.

요즘 아이들은 어른들을 의식하지 않는다. 어른과 아이들이 함께 있으면 어른들이 불편한 게 현실이다.

어른을 알아보고, 어려워하고, 지킬 것을 지키도록 하기 위하여 마을에는 호랑이 할아버지를 등장시키고 가정에는 어른들의 자리를 확보해야 한다. 가정에서나 직장, 더 나아가 사회에서도 어른들이 힘 있게 자리하고 그분들의 목소리가 클 때 가정도 사회도 안정된다.

청소년 범죄가 급증하는 것도 이것과 무관하지 않다. 몇 년 전에 미국에 갔을 때 음악회를 비롯하여 각종 문화행사에 참석할 기회가 많았다. 그때마다 놀랐던 것은 청소년들이 판치는 우리나라의 모습과는 판이하게 다르다는 점이었다. 60세를 훌쩍 넘긴 할아버지, 할머니들이 곱게 차려입고 두 손을 꼭 잡은 채 줄 서서 기다리는 모습을 보고 가슴이 뭉클했던 기억이 난다. 우리도 늙으면 저

렇게 살자고 남편 귀에 속삭였는데, 나만 홀로 두고 먼저 가버렸
으니 참 나쁜 사람이다.

청소년 문화가 있으면 노년층 문화도 있어야 한다. 늙은이는 안
중에도 없고 아이들만 위하는 지금의 젊은 부모들이 눈 깜짝할 사
이에 노인이 된다는 것을 생각하면 자신들의 노후 대책을 위해서
라도 교육 방법을 바꿔야한다. 어른들을 의식하게 하는 의도적인
가정교육이 꼭 필요하다. 그것이 자식을 성공시키는 길이다.

이백 냥으로 집 사고 팔백 냥으로 이웃 산다

아이 하나를 키우는
데 온 동네가 필요하다. 아이 백일과 돌잔치 때 음식을 장만해서
이웃집은 물론 인근 동네까지 나누는 것은 아이 하나가 건강하게
자랄 수 있는 물리적 공간과 인적 자원 확보라고 생각한다. 동네
방네로 널리 나누는 음식은 한 아이에 대한 직·간접 교육을 부탁
하는 선심성 물질공세인 것이다.

그때부터 골목에는 호랑이 할아버지의 훈계가 효력을 발휘하
고, 앞마당 텃밭 할머니의 넓은 치마 속은 장독 깨고 쫓겨난 개구
쟁이의 은신처가 된다. 지금 젊은이들은 상상도 되지 않는 잊혀져
버린 우리의 전통 가치를 되찾아 투철한 윤리의식이 정착될 때,

21세기 생존전략인 창의력도 그 가치를 더할 것이다.

산업사회에서는 창의력 하나만으로도 충분히 그 가치를 인정받을 수 있었지만, 21세기 정보화사회는 창의력과 함께 보다 투철한 윤리의식을 요구한다. 창의력이 물리적인 부를 축적하는 근원이라면, 가치 교육과 도덕 교육은 삶의 원초적 욕구인 행복의 조건이 된다.

일찍 남편을 여의고 여러 남매를 키우고 사는 가난한 홀어머니가 자녀를 훌륭하게 키워낼 수 있었던 것도 모두 이 때문이다. 내 자식 나 혼자 키우지 못한다. 동네 사람이 모두 함께 키워야 한다. 골목엔 호랑이 할아버지를 다시 등장시키고 그 분들에게 힘 있는 목소리를 돌려 드려야 한다. 청소년 문제를 해결하는 좋은 방법이기도 하다.

"이백 냥으로 집 사고 팔백 냥으로 이웃 산다."고 한다. 이웃을 의식하지 않는 이기심이 자식의 성공을 가로막는다.

대가족 제도는 훌륭한 문화유산

할아버지, 할머니가 무릎에 앉혀 놓고 들려주는 옛날 옛적 호랑이 담배 피던 시절의 이야기는 아이들에게 상상력을 자극해 창의력을 향상시킨다. 할아버지, 할머니와 함께 사는 아이들은 정서적으로 안정되고 기본적인 예절이나 바른 생활습관도 자연스럽게 배울 수 있다.

그뿐만 아니라 조부모님을 비롯한 여러 사람들과 접촉하면서 친밀한 인간관계를 맺고 상호 협동의 방법도 생활 속에서 터득해 간다. 어렸을 때부터 다양한 인간관계의 경험을 바탕으로 갈등을 풀어 나가는 기술도 자연스럽게 얻게 된다.

우리나라의 대가족 제도는 세계가 부러워하고 칭찬하는 우리만의 훌륭한 문화유산이다. 우리집 아이들 모두 초등학교 때까지는 할아버지, 할머니와 함께 살았고 할머니께서 돌아가신 후로는 10년을 할아버지와 함께 살았다.

아이 셋이 돌아가면서 일주일에 한 번은 할아버지와 함께 자고, 학교에서 돌아오면 매일 30분씩 놀아드리는 규칙을 정해 놓고 철저하게 지키도록 했다. 아이들에게 가장 중요한 일이 바로 외로운 할아버지를 쓸쓸하지 않게 해드리는 일이라고 인식하게 했다.

아들 녀석을 장가 들여 따로 살림을 내주었는데 일 년도 못 살고 엄마한테로 돌아왔다. 저희들끼리 사니 왠지 소꿉장난 하는 것 같단다. 대가족 제도에서 북적대며 살던 버릇으로, 함께 살기 싫다는 엄마를 이겨내고 비집고 들어와 귀여운 손자를 안겨주어 행복하게 살고 있다. 이게 다 부모님 모시고 같이 산 덕이다.

부모님에게 확실한 물리적인 공간과 정신적인 공간을 확보해 드리는 것은 자식 교육의 현장이며 나 자신을 위한 노후대책이기도 하다.

노인전용 놀이공원이 필요하다

놀이터가 없으면 어린이들이 골목에서 놀다 사고가 나기 쉽다. 이는 노인들도 마찬가지다. 요즘 주위를 둘러보면 노인들이 갈 곳도, 있을 곳도 없다

우리 사회는 노인들이 설 자리가 없다. 가정에서도, 사회에서도, 심지어 나라에서도 아이들과 청년들만을 위한 세상이다. 수많은 공연장에서 아우성치는, 생기 넘치는 신세대 버금가는 노년을 위해 문화 기반도 확보해야 하고 그런 사회적인 분위기도 적극적으로 조성해야 한다.

엊그제 100세 현역의사 히노하라 시게아키 박사의 장수문화포럼 강연회에 간 김에 우리나라 수도 서울의 새로운 명물로 등장한 광화문 광장에 갔다. 그런데 왜 이렇게 마음이 찝찝한 걸까? 곰곰이 생각해보니 이유가 있다. 세종대왕님께서 계신 앞자리가 너무 협소하다. 게다가 그날 그 자리에는 모 광고대상 입상작이 세워져 있었는데, 분위기에 전혀 어울리지 않는 전시물 같아서 어지럽게만 느껴졌다. 시골집에서 그냥 상상만 할 것을 공연히 와보고 속끓인다.

이 나이에 내가 단칸방에서 협소하게 살고 있다면 자식들에게 공경심이 생겨날까? 물리적인 공간 확보는 정신적인 믿음과 존경심의 토대이기도 하다. 계속 보완해 가는 과정이라니 아직은 더

두고볼 일이다. 지하도에서 서서히 올라서면 화단 저 뒤편에서 그
토록 사랑하셨던 백성들을 굽어 지켜보시는 평화로운 세종대왕님
의 여유 있는 모습을 그려본다.

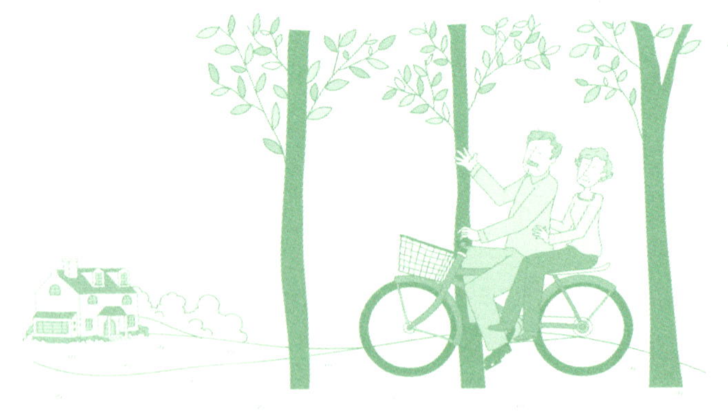

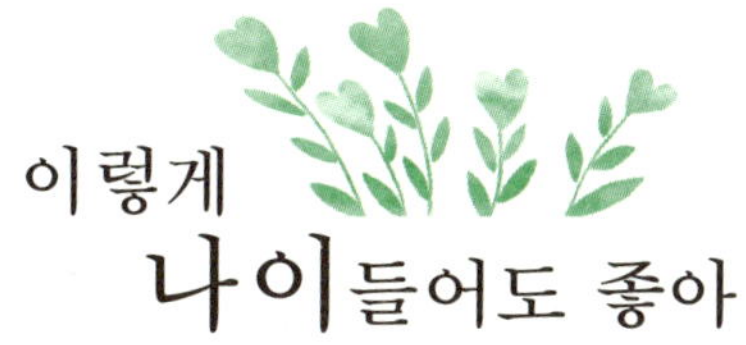

이렇게 나이들어도 좋아

단순하게 살아라

얼마 전 서점에 갔다가 퀴스텐마허와 자이베르트가 쓴 책, 『단순하게 살아라』를 읽어보게 되었다. 책을 다 읽고 나서 내 삶을 짓누르는 모든 복잡한 것을 단순하게 정리하고 싶어졌다.

어떻게 하면 더 쉽고, 더 행복하게 살 수 있을까 고민하다가 내 주변을 둘러보았다. 내가 소중하게 생각하는 수많은 물건들 중 대부분은 사실 없어도 살 수 있는 것들이다. 솔직히 쓸모없는 것들도 꽤 많다. 그런 것들을 다 정리하고 나니 마음이 가볍고 홀가분해졌다.

다음으로는 시간 배분을 단순화했다. 주변에 지나치게 얽매이지 말고 오로지 나 자신을 위하고 생각하며 전진하기로 했다.

건강 관리 역시 단순함이 제일이다. 몸을 소중히 여기되 아플 때만 관심을 가지고, 건강 염려증 환자가 되어 노심초사하지 않으련다.

인간 관계 역시 단순화시킬 필요가 있다. 불필요한 관계에 매달려 소중한 시간을 낭비하는 일이 없도록 삶의 필수 인원을 관리하려고 한다.

때때로 복잡한 일상에서 벗어나고픈 충동을 느끼곤 한다. 돈과 시간, 인간관계로 얽혀진 복잡함 때문에 고통을 겪기도 한다. 누구나 다 그러하다. 다만 그런 순간에도 여유와 평정을 잃지 않으려고 할 뿐이다.

21세기 소비문화를 지향한다

살아 있는 동안에는 여유있게, 죽을 때는 빈털터리로! 죽어라고 일만 하다가 삶을 즐기지도 못하고 어리석게 죽고 싶지 않다면 이제 돈과 일에 대한 20세기식 사고는 버려라.

우리가 카드 때문에 20세기의 빚더미에서 헤어나지 못하는 동안 어떤 사람들은 홀가분하게 21세기를 향해 가고 있다. 카드를 잘라버리고 현금으로 지불하라. 그것이 21세기 소비문화다. 돈을 세어서 건네주는 행위는 소비 생활을 바꾸는 데 큰 도움이 된다. 만일 지갑에 현금이 없으면 사지 마라.

　물론 현금 사용은 다소 불편함을 감수해야 한다. 하지만 실질적이고 경제적인 혜택이 돌아온다. 현금을 써 버릇 하면 새로운 경제 세계를 여행하는 항해에서 적자의 늪에 빠져 허우적거리지 않을 수 있다.

　재산을 모으고 유지하는 일은 죽음을 앞두고 있는 사람에게는 오히려 해가 될 수 있다. 왜냐하면 자기 자신을 위한 일에 돈을 쓰지 못하고, 자녀들을 위해 아껴둘 수밖에 없기 때문이다. 상속은 또한 사회에도 피해를 준다. 경제적인 욕심 때문에 가족 관계에 금이 가는 일이 허다하지 않은가. 그리고 상속은 상속 받는 이의 삶을 망칠 수도 있다.

　세상을 떠난 뒤에 아무 것도 남기지 않으면서 죽기 전에는 돈이 떨어지는 일이 없이 가족을 돕고 자신의 생활 수준을 향상시킬 수 있도록 재산과 수입을 최대한 활용해야 한다. 그래서 나는 경차사랑 유류카드 하나만 남기고 현금으로 살아간다.

영혼이 자유로운 삶

일본의 세키 간테이는 자신의 책, 『불량하게 나이 드는 법』에서 이렇게 말한다. "하루를 즐겁게 보내려면 여자와 산책을 하라. 1년을 즐겁게 지내고 싶거든 사랑을 하라. 평생 즐거우려면 여자 친구를 만들어라."

남성들만 그런 건 아닌 듯하다. 여성도 마찬가지다. 하루 산책도, 1년 사랑도, 평생 우정도 이성 파트너가 좋다.

'불량不良' 이란 단어에 호기심이 생겨서 본 책인데, 저자가 말하는 '불량' 이란 '시들지 않는 삶', '영혼이 자유로운 삶' 을 말하는 듯하다.

50대 초반에 있었던 이야기이다. 어느 날 수원에서 회식을 마치고 나오던 길이었다. 씹고 있던 껌을 코트 주머니에서 손에 잡히는 것에 싸서 '에라, 나도 아무 데나 한번 버려 보자.' 하고 호기롭게 휙 던졌다. 술김에 통이 커진 것이다.

그러다 남문에서 과천행 차를 타고 버스표를 찾는데 아무리 뒤져도 표가 안 보였다. '틀림없이 코트 주머니에 넣었는데 왜 없지?' 기사는 재촉하고, 뒷손님은 등 떠밀고, 그러다 보니 갑자기 생각이 났다. '아하! 아까 껌을 싸서 버린 종이가 차표였구나.'

순간 술이 확 깼다. 기사에게 만 원짜리 한 장을 내밀며 "죄송합니다.”를 연발해도 주정뱅이로 취급하고 대꾸도 없다. 할 수 없이 맨 앞자리에 기죽어 앉아 있어도 좌불안석이었다. 중간쯤 앉은 젊은 신사분이 천 원짜리 한 장을 넌지시 건네주면서 부드러운 미소를 보냈다. 그 천 원 한 장이 몇 갑절 돼서 차비 때문에 당하는 봉변을 막아 주었는지 모른다.

지금도 그 생각을 하면 빙긋이 웃음이 나온다. 그때부터 시들지 않는 삶의 불량기가 있었나 보다.

내키는 대로 살아가면 유쾌하게 늙는다. 나도 유쾌하게 나이 들고 싶다.

호기롭게 내키는 대로 산다

철 따라 담근 야생화 술 익는 냄새가 이웃집 한약방의 한약 냄새와 섞여 감성을 건드리는 야릇한 취기로 다가온다.

엊그제는 수도권에 사시는 어르신들이 시시때때로 코를 벌름거리는 병천 순대 한 접시를 포장해서 한약방 선생님께 갖다 드렸다.

매일 해질녘이면 아름다운 노을빛에 무상으로 실려 담 넘겨주시는 약 달이는 향기 값으로 말이다.

8시쯤에는 부드럽게 아침을, 12시쯤에는 불 피워놓고 반주 한

잔 곁들여 제대로 점심을, 6시에는 가볍게 저녁을. 요즘 그렇게 살아간다.

엄청 신경 쓰는 나의 허리둘레는 둘이다. 유방선 밑으로 지나가면 80cm, 배꼽 위로 당기면 100cm, 두 곳 모두 80cm 되기를 소망하며 거울을 보면서 배를 실룩거려 봐도 변화는 미세하다.

다 늙어 정신 잃고 길에 쓰러져 누워 있을 때, 굴러서 옮기지 않고 어느 멋진 노신사에게 가뿐하게 안겨가기 위해서다. 노년도 아직은 꿈꿀 자격이 있으니까.

노년의 마지막 선택

중국 송나라 때의 학자 주신중朱新仲의 '인생 오계론五計論'은 사람이 살아가는 데 다섯 가지 계획이 있어야 한다는 것으로, 귀담아 들을 만한 내용이다. 그가 말한 인생 오계론은 참되게 살아가기 위한 계획 생계生計, 병마나 부정으로부터 몸을 보전하는 계획 신계身計, 집안을 편안하게 꾸려가는 계획 가계家計, 멋지고 보람 있게 늙어야 하는 계획 노계老計, 마지막으로 아름다운 죽음을 맞을 수 있는 계획인 사계死計를 말한다.

그중에 특히 사계는 내 삶의 마지막 선택 덕목으로, 사계는 멸재

滅財, 멸정滅情, 멸원滅怨, 멸채滅債, 멸망滅亡을 포함한다. 삶에 미련을 잡아두는 재물을 극소화해야 죽음이 편안해진다는 것이 멸재요, 살아 오는 동안 남에게 산 크고 작은 원한을 풀어 버릴수록 죽음이 편안해지는 것이 멸원이다. 멸채는 남에게 진 물질적·정신적 부채를 청산하는 일이다. 멸정은 정든 사람, 정든 물건으로부터 정을 뗄수록 죽음이 편해지는 것이며, 멸망은 죽으면 끝이 아니라 죽어서도 산다는 것을 뜻한다.

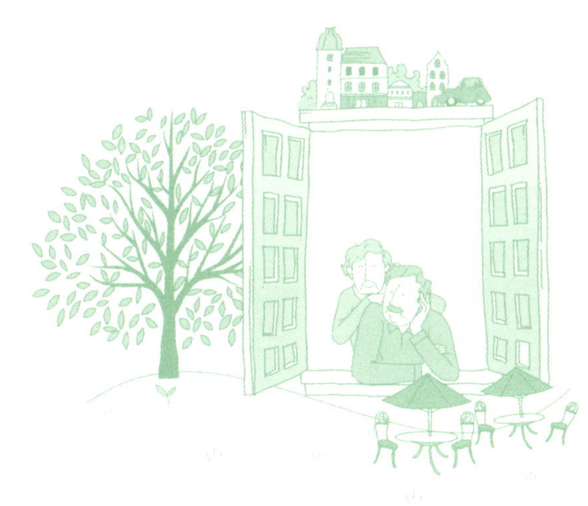

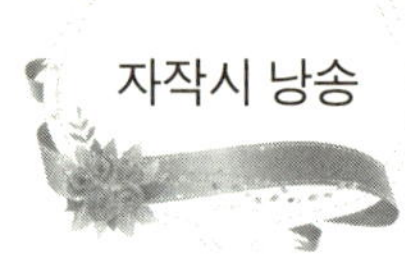

삶의 마지막 선택

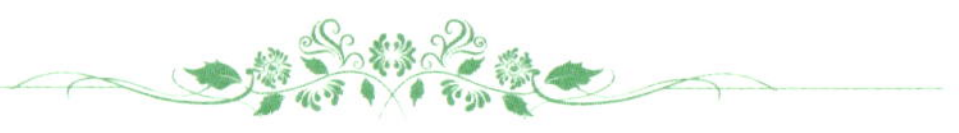

계영당 문패 내건 조봇한 한 뼘 영토
버리고(멸재) 떼어내고(멸정) 물 같이 바람 같이
언젠가 떠나야 할 때 가뿐하게 홀홀히

말마디 가시 돋아 피 묻은 마음자리
물꼬 터 적셔 주고 등 달아 풀어 내어(멸원)
언젠가 떠나야 할 때 흔적 없이 홀연히

민들레 홀씨 되어 지은 짐 돌려주고(멸채)
노을빛 한나절을 사뿐히 빈손으로
언젠가 떠나야 할 때 가뭇없이 총총히

나의 길

고독한 침묵 속에 겨울 강을 건넌다
깨지면 알겠지 깨뜨리면 보인다지
설원의 봄을 기다려 그날을 기다려

내놓은 속살들이 가지마다 아픔 달고
산새들의 날갯짓에 빗살 고운 골바람이
물꼬 터 들어올리는 숨소리가 가쁘다

얼음 강에 묻어둔 목이 메는 그리움
싸리꽃 바람 곁에 겨울을 헹궈내면
눈길이 닿는 곳마다 하늘 열어 눈 뜬다

다시 또

그 날의 고달픈 강바다에 가 몸 풀고
풀린 관절 곧추세워 억척으로 일어서
세월의 무게 털어내고 아~새 날을 꿈꾼다

검버섯 거뭇거뭇 매화 늙은 꽃자리에
찔레꽃 대궁 벌어 제 입맛 돋아나고
동토에 남풍 불어와 꿈밭으로 피어나

햇살을 등에 지고 또아리를 튼 자리
땀 냄새로 일궈내고 분칠로 단장하여
제 나이 못 미친 보리밭 나는 그냥 종달새

샘물이 출렁이며 퍼올리기 가쁘고
뜬금없는 사무침 한나절이 찡하다
푸드득 가슴으로 키운 새 한 마리 솟구침

이 나이가 좋아

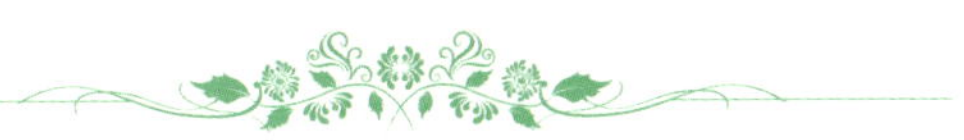

봄비가 내리려나 젖가슴이 아려와
노을져 이순耳順인데 세월만큼 그리워
온몸에 신열이 나네 이 나이에 아직도

나잇살 닦아내면 여자 나이 무죄
꽃잎으로 피워내고 씨앗을 묻은 자리
거름밭 민들레 영토 이 나이가 좋아

안하고 싶은 것을 안 한다 할 수 있고
한 겹 두 겹 벗겨낸 박꽃 같은 이 고요
속살에 풍경소리 품은 이 나이가 좋아

황혼黃昏의 사랑

언젠가 말했었지 이 강산이 곱다고
치마폭에 매달린 아침 이슬 보라고
그래서 보름달 뜨면 나도 따라 강강술래

꽃반지 받아 끼고 지긋이 눈 감으며
강나루 건너신다 나그네 맵시 고와
또 한해 저무는구나 자즈러진 저녁놀

가시밭길이라도 네가 있어 꿈밭인 걸
한끝은 내가 잡고 또 한끝은 네가 잡아
깊은 산 바람소리에 귀를 맑혀 달이 뜬다

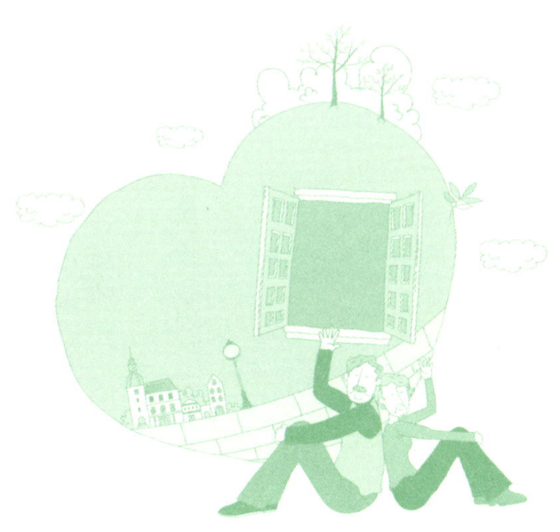

내일을 멋지게 살기 위해 오늘 노력하는 것처럼,
언젠가 찾아올 마지막 날을 위해
무언가 준비할 필요가 있다.
죽는 순간까지 인간적 품위를 유지하기 위한
구체적 준비도 필요하다.

7부

아름다운 마무리

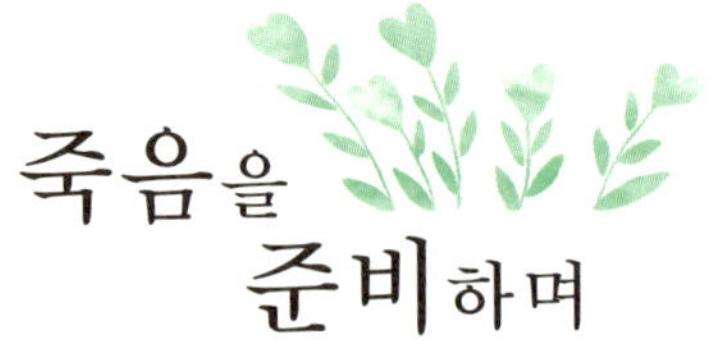

죽음을 준비하며

노년의 유비무환

죽음 준비는 노년 삶의 유비무환有備無患이며 신노인문화 창조의 시작이다. 수의는 물론이고, 매장지까지 본인이 살아있을 때 준비해 놓는 게 좋다. 장례 절차까지면 더 좋다. 죽음을 준비하는 과정에서 어떻게 죽을 것인가는 아주 중요한 사항이다.

본인의 의사와는 아무 상관없이 줄줄이 호스를 꽂고 누워 욕창 때문에 앞뒤로 뒤집힘을 당하다 보면 환자는 고통스럽고, 가족들은 지치고, 병원비는 늘어만 간다. 누구에게도 도움되지 않는 이런 일을 오늘날 많은 사람들이 겪고 있다. '노인문제' 못지않게 개인 또는 가정, 더 나아가 사회적인 문제가 아닐 수 없다.

우리나라 사람들의 평균 수명이 남자 75.7세, 여자 82.4세라 하
니, 평균수명까지 살자 해도 아직 한참 더 남았다. 그러나 사람 목
숨 아무도 모르니 미리미리 준비하는 게 좋다.

언제 가도 좋아

2002년 막내딸이 결
혼하고 40여 년 동안 몸담아 온 교직생활을 끝내면서 이제부터는
'언제 죽어도 좋다.' 라는 생각을 늘 해왔다.

아무 것도 거리낄 게 없다. 그때부터 편하게 죽을 자리에 관심이
쏠렸다. 그러나 살아있는 날까지 사람답게 살기 위한 계획이나 전
략은 꼭 필요하리라 생각했다.

지금처럼 건강상태가 유지된다면 그때까지는 내 몸 움직여 스
스로 자립하고, 더 늙어 거동이 불편하면 지금 사는 집이 방 세 개
에 뜰도 넓으니 마음 맞는 친구랑 같이 살면서 운전할 줄 아는 마
음씨 고운 아주머니에게 매달 지급받는 연금 반을 뚝 잘라 넉넉히
주고 기어 다니면서라도 텃밭 가꾸어 먹고 꽃밭 가꾸며 살겠다.

때때로 운전시켜 외식도 하고 나들이도 하면서 조용하고 곱게
노후를 보내고 싶다. 경제력만 허락되면 사회 구성원으로서 당당
하게 살아갈 수 있는 게 현실이다.

자연대로 살다 자연사할 터

아들 둘, 딸 여섯에
막내로 태어났으니 진짜 자연 그대로 자랐다. 그저 내리사랑 하나
로 멋대로 자연으로 컸다. 그래서 지금도 자연의 순리대로 살고
있다.

한 예로 웬만해선 약도 안 먹고, 더구나 병원은 먼 나라 딴 세상
얘기다. 아이 셋을 병원에서 낳고, 어렸을 때부터 단것 좋아한 탓
에 치아가 일찍 상해 임플란트 몇 개 하느라고 치과에 다닌 것 빼
고는 병원에 간 기억이 없다.

그러다 보니 어느 날 문득 건강보험료 본전 생각이 났다. 매달
보험료를 꼬박꼬박 내기만 하고 어지간히 아픈 것은 꾹 참던지 길
게 견디면 저절로 낫곤 했다. 그래서 지금도 자연 치유를 믿는다.
보험료 내고도 건강관리 잘해서 병원에 덜 가면 뭔가 다른 보상이
있어야 되는 것 아닌가 싶다.

그러다 얼마 전 '생애전환기 건강검진' 이라고 국민건강보험공
단에서 연락이 와 꼭 해야 된다고 재촉하길래, 작년에 검진을 받
았다. 그랬더니 콜레스테롤 수치와 혈압이 경계에 있다고 2차 검
진을 하란다. 지금 이 나이에 그 정도의 '하자' 도 없으면 어찌하
란 말인가? 갈 때 되면 조용히 가주는 게 순리고 자연스러운 것 아
닌가?

이 나이 먹도록 입에 싫은 것을 건강에 좋다고 억지로 먹은 적도

없고, 반대로 입에는 좋은데 몸에 해롭다고 밀쳐놓은 적도 없다. 내 짝꿍 어르신은 술 좀 적당히 먹으라 성화고, 커피도 빈속엔 삼가라 신신당부지만 건강 전선엔 아무 이상이 없다.

이대로 자연스럽게 살다가 자연스럽게 가게 해 달라고 늘 기도한다.

줄 셋 달지 않고 곱게 간다

2002년 퇴직하고 노년 준비교육을 받을 때였다. 의정부에서 노인 병원을 운영하고 있다는 젊은 미남 원장님께서 "돌아가실 무렵에 줄 셋만 꽂지 않으면 '자연사'한다."고 했다.

재작년에 75세 된 큰 언니가 화장실에서 쓰러져 병원에 옮겨졌다가 산소 호흡기를 꽂았다. 그 후로 의식이 없으니 소변 줄도 꽂았다. 팔목엔 링거 줄이 매달려 있고, 그 후 얼마 있다가 음식물 주입구도 뚫었다.

중환자실에서의 장기간 입원은 보호자의 고통은 말할 것도 없고 병원비도 만만치 않다. 입원한 지 5~6개월 만에 지방에 있는 요양소로 옮겨졌는데 시체나 다름없는 의식불명의 환자는 줄만 줄줄이 꽂은 채 가쁜 숨을 몰아쉬고 있었다.

쓰러진 뒤 눈 한 번 떠보지 못하고, 말 한마디 없는 상태에서 몸뚱이는 여기저기 욕창으로 망가져가고 있었다. 결국 쓰러진 지 일 년여 뒤에 자식들에게 빚만 남겨놓고 돌아가셨다. 도대체 무엇을 위한 연명 치료인가 싶다.

자신의 죽음을 선택한다

우리 주변에서도 인공호흡기로 호흡을 하고 수액과 진정제를 투여 받으며 자신의 의사표시도 못한 채 극심한 고통 속에 연명하다가 눈을 감는 말기 환자들을 흔히 볼 수 있다. 이런 경우 무의미한 연명치료를 거부하고 품위 있는 죽음을 맞이하려는 환자의 의지와 무관하게 인위적으로 생존 기간을 연장하려는 노력이 과연 합리적이고 윤리적인 것인지 딜레마에 빠지게 된다.

만약 환자가 인공호흡기 제거라든가 무의미한 연명치료를 거부한다는 의사를 말뿐 아니라 서면으로 남겨놓았더라면 주위에서 환자의 뜻을 파악하는 데 큰 도움이 된다. 그 대표적 형식이 사전의료지시서Advance Medical Directive이다.

사전의료지시서는 환자 자신이 판단 능력을 상실할 때를 대비해 소생이 불가능할 경우 무의미한 연명 치료를 하지 말되, 통증을 완화시키기 위한 조치는 최대한 해줄 것 등 진료와 치료 내용에 대한 자신의 소망을 문서에 적고 서명을 해두는 것이다.

자신의 죽음을 스스로 선택한다는 것은 스스로 목숨을 끊는다는 의미가 아니고, 자신이 맞이하고 싶은 죽음의 방식을 미리 정해 놓는 것이다. 이는 자신의 삶에 대한 자율권 행사이며 존엄한 죽음에 대한 자기 보장이다.

내일을 멋지게 살기 위해 오늘 노력하는 것처럼, 언젠가 찾아올 마지막 날을 위해 무언가 준비할 필요가 있다. 죽는 순간까지 인간적 품위를 유지하기 위한 구체적 준비도 필요하다. 언제 어디에서 어떻게 다가올지 모르는 죽음과 관련해 사전의료지시서와 같은 구체적인 의사 표시를 남기는 과정 자체가 죽음을 통해 삶을 들여다보는 좋은 기회가 된다.

<table>
<tr><td colspan="2" align="center">나의 사전의료 지시서</td></tr>
<tr><td>① 이름 - 이계영</td><td>② 주민등록번호 -</td></tr>
<tr><td colspan="2">③ 거주지 -</td></tr>
<tr><td colspan="2">이것은 본인의 가장 올바른 정신의 자의적 판단입니다.
앞으로 부득이한 사정으로 자의적인 의사 표시가 불가능해질 경우를 대비해서 이 지시서를 남기니 나의 가족과 나를 치료하는 의료진은 본인의 뜻대로 하여 주시기 바랍니다.
첫째, 내가 의식이 없는 상태가 되더라도 기도 삽입이나 기관지 절개술 및 인공호흡 치료를 원치 않으며,</td></tr>
</table>

둘째, 내게 임상 질환이 있다하여 '항암 화합법'이 필요하다는 의료진의
    판단이 있어도 항암치료를 원치 않으며,
셋째, 그 외 인공영양법, 혈액투석, 침습적인 치료술, 임종 시 혈압상승제
    및 심폐소생술을 원치 않습니다.
넷째, 여기에 빠진 부분은 대한의학회에서 공포해 보완하고 있는 '임종
    환자의 연명치료 중단에 관한 의료 윤리지침'에 따라 결정하고 다
    만 통증 완화 치료만은 의료진의 뜻대로 해도 좋습니다.
본인은 이 내용이 누구에 의해서도 변형되는 것을 원치 않으며 아울러 이
지시서가 나의 가족과 병원 의료진이 법적, 도의적으로 아무 책임이 없음
을 밝히는 근거가 되기를 원합니다.

④ 2009. 12. 31

⑤ 작성자 - 이계영	⑥ 도장

여행하다 죽어도 좋아

여행은 나의 일상이다. 하루라도 바람 쐬지 않으면 좀이 쑤신다. 때로는 걷기도 하고 나의 애마인 경차 초롱이를 타고 무작정 달리기도 한다. 좋은 나라 사는 덕에 기름 값 깎아주고 통행료 주차료가 반값이다. 노년에 딱 좋은 로드 매니저다.

인생은 여행이라고 한다. 지금, 여기, 이 사람, 언제, 어디에 있어도 뒤 당김 없으니 달나라, 아니 저승길을 간다 해도 걸릴 게 없다.

여행하다 여행지에서 죽고 싶다. 이 우주가 죄다 하느님 소관인데 그 분 명받아 태어나서 명대로 살다 가는데 마지막 놓음이 어디인들 대수인가?

생명 다한 그 자리에 화장하여 물에 흘리던, 숲에 묻던, 바람에 날리던 현지의 관례대로 처리하고 유족인 내 아들에게 알려주면 된다. 그래서 화장승낙서를 만들어 두었다.

화장승낙서			
이름	이계영	주민등록번호	
주소			
유골은 현지의 관례대로 처리하고 유족 ○○○에게 통보 바람.			
			2009. 12. 31 이계영

생명을 나누리라

공자 왈, '신체발부身體髮膚는 수지부모受之父母하니 불감훼상不敢毁傷이 효지시야孝之始也"라 했다. 우리의 몸은 부모에게서 받은 것이니 다치지 않는 것이 효도의 시작이라는 말이다. 이러한 뿌리 깊은 유교적 전통과 매장 위주의 장례문화는 사후에도 시신을 훼손하지 않는 것을 당연시했다.

그러나 이제 우리의 장례문화도 화장 위주로 바뀌어 가고 있다. 그리고 사후 장기기증은 다른 이의 생명을 살리는 숭고한 일임에 틀림없다. 사람은 생명이 있을 때 인격체이지, 생명이 다하고 나면 한 줌의 흙으로, 자연으로 돌아간다.

그래서 장기 기증과 시신 기증 승낙서를 미리 준비해 두었다. 나는 가톨릭 신자이기 때문에 가톨릭대학 의과대학에 기증 서약서를 제출했지만 다른 분들은 평소에 다니던 병원과 의논하면 안내 받을 수 있다

<table>
<tr><td colspan="4">장기 기증 희망 등록증</td><td rowspan="4">· 국립장기이식
　관리센터(KONOS)

· Tel.
　(02) 2276-0027</td></tr>
<tr><td>성　명</td><td>이계영</td><td>등록번호</td><td>282435</td></tr>
<tr><td>기증형태</td><td>뇌사 / 사후</td><td>등록일자</td><td>2007-04-24</td></tr>
<tr><td>등록기관</td><td colspan="3">서울삼성병원</td></tr>
<tr><td>기증희망자
서명</td><td colspan="3"></td></tr>
</table>

시신기증승낙서(본인의사)						
성명	한글 한자					사진 (3 * 4)
주민등록번호		성별	여	신장	160cm	
종교	천주교	세례명	마리아	체중	60kg	
주소						
연락처				E-mail		
※시신표본 제작동의	시신의 일부분 ( )	과거 및 현재 질병과 수술여부	(구체적 기술)			
	시신의 전신 ( )					
	시신의 전신 뼈 ( )					

※첨부서류 : 기증자 주민등록등본(호적등본) 1통, 증명사진(3*4) 1매

위 사람은 본인의 뜻에 따라 의학 발전을 위한 교육·연구 또는 대학에서 필요로 하는 그 밖의 정당한 목적을 위하여 아무 조건 없이 사망 후 본인의 시신을 가톨릭대학교 의과대학에 기증할 것을 가족의 동의로 승낙서를 제출합니다.

2009년 ○월 ○일

기증자 이계영 (인)

죽음 체험

　　　　　　　　　　　　　명동에 있는 가톨릭
회관에서 김보록 바오로 신부님께서 집전하시는 '죽음 체험' 하
루 피정이 있었다. 올해 십 년째라는데 전국에서 많은 사람들이
참석하기 위해 모였다. 오전 9시 30분에 시작하여 장례미사와 안
수를 끝으로 오후 5시에 끝이 난다.

　살아 있는 동안 죽음을 이해하고 안다는 것은 가장 좋은 삶을 살
기 위함이다. 죽음 체험은 죽음을 수용하므로써 현재의 삶을 값지
고 보람 있게 살 수 있도록 하며, 지금까지의 삶을 한 차원 뛰어넘
어 새로운 존재로 거듭나는 기회를 제공한다. 그러므로 가장 좋은
죽음을 맞는 방법은 가장 좋은 삶을 사는 것이다.

　죽음 체험에서 얻을 수 있는 효과는 세상을 보는 시야가 넓어지
고, 자신의 모습을 있는 그대로 볼 수 있으며 자신이 원하는 삶을
영위하게 한다. 그리고 가족과 친지들과도 더욱 화목해지고, 뜻밖
의 재앙에 대한 두려움이 없어지며 부정적인 사고도 현저히 줄어
든다.

　모두와 소통이 자유롭고, 평화와 고요로 모든 생명에 대해 자비
심이 솟아난다.

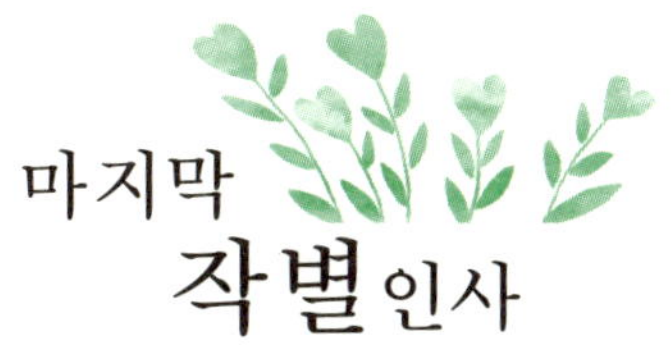

나의 유언장

엄마가 병중(치매, 중풍 포함)이 심해 아무것도 할 수 없을 때 병원(시설)으로 가지 않겠다. 이집에서 보살피는 사람을 두고 보건소에 부탁해서 통증을 줄이는 완화제(진통제)로 안정시키고 따뜻하고 평온한 상태에서 자연으로 가게 해다오.

소요되는 경비는 매달 지급되는 연금과 비상금이 약간 준비되어 있으니 충분히 주어 너희들 힘 덜게 하여라.

그리고 내 시신은 가톨릭대학교 의과대학에 기증한 것 알지? 운명 즉시 연락해 승낙서 규약대로 처리하게 협조하여라. 수의는 사랑방 옷장에 있으니 병원 측과 의논하여라.

엄마가 죽기 전에 적당한 날을 받아 일가친척을 모시고 살아생전에 장례체험 겸 이별식을 할 테니 시신 인도로 장례식은 끝내다오. 아빠랑 조상님께도 살아있을 때 너희 삼 남매랑 같이 가서 고告하자구나. 바로 뵙겠으니 기다려주십사 하고.

어차피 '죽음' 이란 예정돼 있는 것 아니더냐! 살아서 다 마무리하고 홀가분하게 가고 싶구나. 이제는 너희 삼 남매 행복하게 사는 일만 남았다.

고마웠다. 사랑한다, 엄마가.

① ○○○○년 ○월 ○일
② 이름 ○○○
③ 도장 ④ 주소⑤ 자필로 쓴다.
※ ①-②-③-④-⑤ 는 유언장의 효력 조건이다.

생애 마지막 고별식

　　　　　　나의 조문 원칙은 망자亡者가 대상이다. 지나간 삶에서 같이 했던 사람들을 마지막에 조용히 되돌아보며 음미하고, 본인이 살아 있을 때 안녕을 빌어드리는 게 옳다고 생각한다.

나의 주관적인 생각이지만 내 삶은 내 뜻대로 마무리하고 싶다. 몇 년 전 5월 어버이날을 맞아 막내 고모님 내외분, 큰고모님 한 분, 작은 어머님을 위해 두둑하게 봉투를 만들어 가지고 어머님께 들은 대로 그분들이 평소에 즐기시던 음식을 정성껏 준비해 찾아 뵈었다.

가장 멀리 사셨던 포천 큰고모님 댁을 물어물어 찾아갔다.

"느 시아버님이 내 동생인데…."

큰고모님이 연결되지 않는 기억을 더듬어 가시는 모습에서 가슴속 깊은 곳에서 핏줄 냄새를 맡았다. 돌아서면서 병 치료차 외가댁에 와 있는 외손자한테 차비까지 다 털어주고 택시비가 없어 5~6km를 걸었어도 마음은 가벼웠다.

그해 겨울 고모님이 소천召天하셨는데 부득이한 일로 장례식에 못 갔다. 살아 계실 때 마음먹고 고별 인사를 드렸기 때문에 죄송함이 덜했다. 살아생전 친정 피붙이에 대해 살뜰하셨던 고모님을 그리며 명복을 빌었다.

내가 원하는 게 바로 이것이다. 착하게 늙어 가면 자기 죽을 날을 어느 정도 짐작한다고 하니, 죽음이 임박하면 자식들과 의논해서 가까운 일가친척, 그동안 살아오면서 따뜻한 인연을 맺은 고마운 분들, 부모 돌아가셨다고 바쁜 와중에도 조문 오는 자식들이 맺은 따뜻한 인연들을 좋은 날 하루 잡아 정중하게 모시고 맛있는 음식을 대접하며 보내련다. 그것이 이 땅에 살아서 나의 의지에

의한 마지막 배려다. 나의 죽음 준비도 '신노인문화' 창조의 신념
이다.

아버님 어머님께 고합니다

1968년 10월 15일,
결혼 폐백 드릴 때 아버님께서 내려주신 '삶의 지혜 덕목'을 잘
지키며 본本디 있게 살려고 노력했습니다. 감사합니다. 아버님!

朱子十悔訓
一 不孝父母死後悔
二 不親家族疎後悔
三 少不勤學老後悔
四 安不思難敗後悔
五 富不儉用貧後悔
六 春不耕種秋後悔
七 不治垣墻盜後悔
八 色不謹愼病後悔
九 醉中妄言醒後悔
十 不接賓客去後悔

시아버님께서 주신 〈삶의 지혜 덕목〉

아버님 회갑 날 며느리 절을 꼭 받으셔야 한다는 종가의 합의로 저희들 결혼 날짜가 1968년 10월 15일로 결정됐음을, 다리를 못 쓸 정도로 큰절을 수십 번씩 하고서야 알아 차렸습니다.

복 많아 대 종가댁 종손부로 시집와 이렇게 뿌리 지키며 당당하게 살 수 있어 감사합니다. 신혼여행도 미루고 밤이면 호롱불 또는 촛불이 낭만적인 시골집으로 들어가 나흘 밤낮을 떠들썩하게 회갑잔치를 하셨습니다. 힘은 들었지만 자랑스러웠습니다.

대청마루 뒷편에 4대 조상님의 위패位牌가 정중하게 모셔진 사당에 제祭 올리는 것을 시작으로 27세 장례공 인人자 묵默자 할아버님 효자정문孝子旌門에 고告하는 것으로 결혼 첫날을 보냈습니다.

조부모님이신 수秀자 항렬 할아버님 사 형제분과 자손들, 시부모님이신 하夏자 항렬 아버님 육 남매 분과 자손들, 그에 따른 사촌, 오촌, 육촌의 형제 자매분들. 하루종일 큰절 하느라 양쪽 어깨가 빠져 나가는 듯이 아프고, 설 수도 앉을 수도 없어 신부 다리 풀어 주느라 신랑 노릇도 못하는 혹독한 종손부의 댓가를 치루고 시작해서 여기까지 왔습니다. 비록 힘은 들었지만 사람 사는 것처럼 반듯하게 살았음을 감사드립니다.

유산으로 물려받은 4대 봉사의 기제사 용鎔자 할아버님 내외분, 진鎭자 할아버님과 할머님, 갑甲자 할아버님과 할머님, 수秀자 할아버님과 할머님. 큰할머니께서 대전 고모님을 낳으셨는데 친정 큰동생이신 아버님을 비롯해 저희 내외도 무척 사랑해 주셨습니다. 그 감사함, 향기로 남아 있습니다.

둘째 할머님은 소생이 없으셨고 세번째 청송 심沈씨 할머님께서 아버님 외 오 남매를 낳으셨습니다. 그래서 모두 열세 분 4대 봉사의 제사를 전기불도 없는 상태에서 우물물을 퍼올려 격식 갖추어 일 년에 두 명절 합해 열다섯 번씩 잔치하듯 제사를 올렸습니다.

설이나 추석 때는 제사상에 수저를 놓으려면 '2+4+3+4=13'을 기억해서 세어 놓아야 했지요. 남편 말로는 우리 집 할아버님들은 복이 많으셔서 자연스럽게 여러 할머님을 거느리는 상처복喪妻福을 타고 나셨다고 우스갯소리를 했어요.

그 힘든 일을 모두 어머님과 작은 어머님께서 다 하셨습니다. 두 분 어머님! 정말 애쓰셨습니다. 고맙고 존경합니다. "질부, 걱정 마. 학생들한테 글 가르치는 선생 노릇 할라고 그깟 일 좀 못 하면 어때? 괜찮아. 바라다 마음 상한대. 할 수 있는 것만 조금씩 거들어." 라고 말씀하시던 작은 어머님! 영원히 잊을 수 없어요. 감사합니다. 사랑합니다.

그 많은 힘들고 궂은 일을 우아하고 단아한 모습을 잃지 않으시며 꿋꿋하게 해내신 나의 어머님! 감사하고 사랑합니다. 저승에 가서는 제 월급날 제일 먼저 어머님께 용돈 넉넉히 드릴 것을 약속드립니다. 노년의 용돈은 쓸모보다는 간직의 든든함이라는 것을 왜 이해하지 못했을까요? 돈 버는 며느리 들어온다고 많이 좋아하셨다는데… 제가 지금 통곡으로 후회하는 일입니다. 어머님 잘못했습니다. 용서를 빕니다.

종가댁宗家宅 종손宗孫으로서의 나의 아버님! 참으로 존경하고 사랑합니다.

1971년 2월 2일, 민석이 낳아서 아이 둘을 데리고 남의 집 살면서 직장생활하기 너무 힘들어 '산지기'가 사는 종중 땅 텃밭에 방 두 개, 마루, 부엌 하나를 들여서 살았지요. 아버님께서는 "종손이 체통 없이 종중 땅에 집 지어 산다."고 화가 나셔서 반년이 지난 후에 오셔서야 손자 첫 대면을 하셨어요. 그때는 서운하고 이해할 수 없었는데 모시고 살면서 충분히 이해하게 되었습니다. 사려 깊지 못하고 옹졸한 저를 용서하십시오. 죄송합니다.

1981년 2월 5일, 어머님 돌아가셔서 장지葬地 정하실 때 천안 종산에는 집안 상어른이 생존해 계셔서 어머님을 과수원 앞 밭에 임시로 모신다는 소리를 듣고 "종가에 들어와 40년이 넘도록 일 년에 열다섯 번씩 제사를 모신 종부가 들어갈 수 없는 종산은 아무 데도 없다."라고 하면서 제가 일손 놓고 고집 부릴 때, 아버님께서 제 손을 들어 주셨습니다. 진심으로 감사했습니다 아버님!

그 후에도 대종가의 종손으로서 아버님의 역할은 공적이시고 '종중'이라는 문중의 수장답게 언제나 당당하셨습니다. 특히 금전 관계의 투명하심은 후손들에게 좋은 본보기가 되었습니다.

지금은 작은 아버님께서 종중 회장직을 맡아 성심성의껏 돌보시고, 종가와 종손 대접이 지극하여 항상 감사하고 있습니다. 고마운 일입니다.

저도 종부의 본분을 잘 지키고 배워서 아버님 뜻에 어긋나지 않도록 다음 종손 민석이한테 물려주도록 하겠습니다. 법도 지키며 사느라고 힘은 들었지만 본本디 있는 반듯한 삶이었음을 감사드립니다.

아버님! 저는 무형의 기氣인 혼魂을 믿습니다. 살아 계실 때 "어미 너 때문에 내가 오래 살아야 한다."라고 늘 하신 말씀이 기氣로 살아 있어 삶에 믿음이 되고 힘이 됩니다. 감사합니다.

아버님은 문중 일과 가간사家間事에 있어서는 저의 신앙입니다. 아버님을 쏙 빼닮은 민석이가 종가의 문중을 지키고 종손으로서 아버님 뒤를 이어 더욱 번성하게 이어갈 것입니다. 믿어주시고 기원해 주십시오. 아이들도 늘 할아버님과 할머님께서 지켜주신다고 믿고 있습니다.

아버님 어머님, 감사하고 사랑합니다.

내일은 내 것이 아니다, 내 남편의 내일처럼

여보! 당신이 갑자기
가버린 뒤 내가 얻은 허무함은 삶의 화두라오. 당신하고 같이 져
야 할 무거운 짐을 혼자 지고 씩씩하게도 살아 왔지요.

책 좋아하고, 여행 즐기며, 애주가인 당신은 참말 멋쟁이였는데
왜 그렇게 빨리 가셨는지요? 술이란 마주 앉아 따르고 권하면서
수시로 시점 찾아 진하게 맞대 보기도 하고, 분위기 띄우며 속 풀
어 흘려보내는 정 나눔 자리인데, 그 좋은 걸 같이 못 하고 먼저 가
버렸으니 남은 사람 회한은 어찌하리오?

노부모님과 아이 셋, 그리고 그 불편한 교통에 출근까지 그야말
로 삼중고三重苦! 어쩔 수 없었음을 당신은 잘 알지요? 그때 나의
고생은 안성 막내 고모님의 한마디 말씀으로 알 수 있지요. "질부
는 세수하고 수건으로 얼굴 닦는 꼴을 못 봤어. 까다로운 시아버
님 비위 맞추면서 시골서 사느라고 애 쓴다. 우리 종손부 장하다,
장해."

그러나 후회는 없어요. 당신하고 예까지 건강하고 아름답게 살
아남지 못한 것이 안타까울 뿐이에요.

작은 고모 결혼하고 "죽기 전에는 고향을 뜰 수 없다."는 부모님
의 완강하신 주장에, 다른 사람들은 아이들 교육 때문에 서울로,
서울로 가는데 우리는 반대로 당신이 극구 반대하는데도 나의 선
심을 내세워 다 싸 짊어지고 내려왔지요.

당신과 함께 하는 삶보다 그들을 위해 몸과 마음을 바쳐 헌신했건만 다 떠나가고 나만 홀로 쓸쓸히 망부가를 부르고 있네요.

사람 삶의 중심은 부부夫婦라는 걸 왜 이제야 깨달았을까요? 당신이 떠난 뒤 우리 집에서 '아빠' 라는 호칭이 사라진 것도 산 사람의 고통이고 슬픔이었어요. "여보, 나야. 퇴근길에 뭐 사갈까?" 라는 통닭 광고 소리에 정신을 잃었었지요. 영락없는 당신 목소리였거든요. 갓길에 비상등을 켜고 차를 세운 채 참 많이도 울었어요.

지금도 이 글을 쓰면서 눈물이 나요. "이 사람, 이렇게 잘 울어서 무슨 일을 하겠나."라고 말하며 따뜻하게 달래 주던 당신! 당신 없어 가까운 사람들한테 분한 일 당한 것 이르러, 나 이제 당신 곁으로 얼른 갈래요. "그딴 것 무시해 버려." 그 한마디로 속 닦아내고 우리 푸짐하게 한상 차려 멋지게 주거니 받거니 대작하며 오래오래 함께 합시다.

여보! 사랑해요.

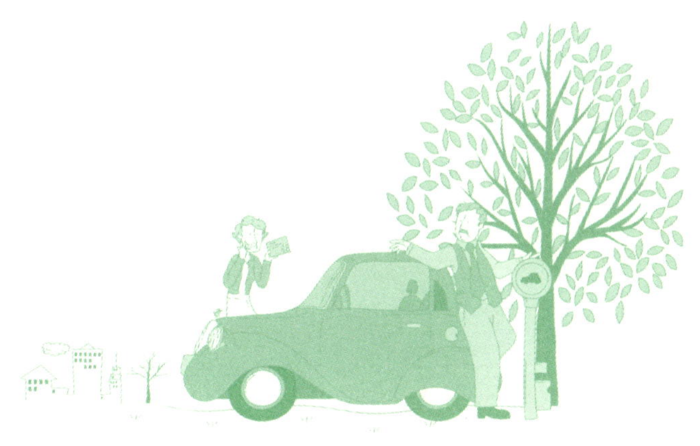

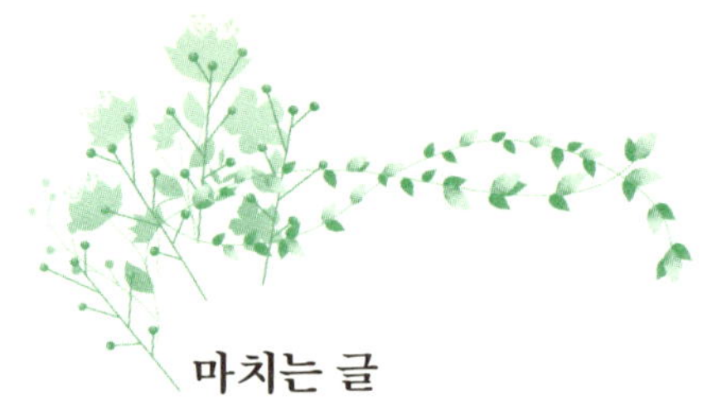

나답게 살고 싶어요

나답게, 노인답게 살고 싶어요.

그래도 사람 삶의 길은 하나잖아요.

아들 둘, 딸 여섯의 막내로 '하나만 달고 태어났으면' 하는 남아선호의 간절한 소망을 저버리고 태어나서 마음 탐, 손 탐 전혀 없이 제 맘 제멋대로 커버린 덕에, 지금 노년에도 내키는 대로 자유를 누리며 유쾌하게 살고 있답니다.

이렇게 글도 쓰고, 그림도 그리고, 매일 여행도 떠나고, 도서관과 서점을 화장실 드나들 듯하면서 연애도 사랑도 짜릿하게 한답니다.

자신이 이렇게 억척으로 살지 않으면 누가 자기 인생 대신 살아준답니까? 바라다 가슴앓이 하지 않고 '마음이 하자'는 대로 가장 자유롭기를 소망하면서 '신노인문화 창조'의 주체로서 신념을 지켜갈 것을 다짐합니다.

아울러 이 책이 나오기까지 애쓰신 모든 분들께 감사드립니다.

2010년 1월

이계영